イチから学ぶ！

大腸

Clinical Practice and Basic Knowledge for CTC

CT検査

実務・症例・基礎知識

増補版

――― 監修 ―――

服部昌志　　　　　濱島英司
医療法人山下病院 理事長　　医療法人豊田会 刈谷豊田総合病院 副院長

――― 編著 ―――

東海スクリーニング大腸CT研究会

MediFlex

監修のことば

　本邦において，大腸癌はもっとも罹患率の高い癌であるが，早期発見，早期治療により救命可能な癌であることは周知である．大腸癌を早期発見するためには大腸画像診断が必須であるが，大腸検査に対する心理的ハードルは高い．「大腸内視鏡検査は辛そう」「前処置の下剤は大変」といった声は多く聞かれる．そんな中で，低侵襲で苦痛も少ないとされる大腸CT検査（CTC：CT Colonography）が普及し始めている．

　CTCは1994年に米国で報告され，本邦でも1990年代後半に登場したMSCTの普及とともに研究が行われ，2011年にCTC用自動炭酸ガス送気装置が薬事承認，2012年にCT検査における大腸CT撮影加算が新設され，CTCは保険適応検査となった．また，2016年にはタギング法に使用する大腸CT用経口造影剤が薬事収載となり，今後さらにCTCが大腸検査の一端を担うと期待される．

　しかしながら，CTCには課題が多いのも事実である．良好な前処置，適切な腸管拡張，読影方法の標準化など，いまだガイドラインとなるものが存在せず，今後早急に本邦における統一した見解の整備が必要と考えている．

　本書は，診療放射線技師が主体の東海スクリーニング大腸CT研究会が編著を行った成書である．東海地区は全国的に見てもCTCの普及が進んでおり，中でもCT検査に携わる診療放射線技師の熱意と努力には頭が下がる思いである．本書には，情熱をもった著者らがこれまで培ってきたCTCの実践法が余すところなく網羅されている．前処置ではタギング，検査食，下剤の意義から方法，腸管拡張法の具体策が記されている．低被ばくへの進言も含めたCTの撮影条件に多くのページが割かれていることは大きな意義がある．また，CTCを行ううえで前提ともなる大腸の解剖学的な基礎も取り上げられ，初心者にも有益である．CTCの難所の解析方法も，実践に即したわかりやすい解説であり，症例は60例以上と十分な例数を掲載し，CTCを行う際にも，実臨床の中で悩んだ際にも，すぐに役立つ構成となっている．今後，CTCのガイドラインを作成するうえで重要な役割を担うと確信する一冊である．

　本書がCTCの普及に役立ち，大腸癌死亡の低減に寄与することを願い監修のことばとする．

2018年10月

医療法人山下病院 理事長
服部 昌志

増補版の序

　大腸CTの検査技術を基礎から学ぶことができる書籍として『イチから学ぶ！　大腸CT検査』が2018年11月20日に刊行され5年が経過しました．この間にベクトル・コア社の事業停止により残念ながら出版は中止となりましたが，この度，メディフレックス社のご協力があり増補版として新たに刊行することとなりました．執筆者の一人としてこれに勝る喜びはありません．

　増補版では新章の追加と症例ページの変更を行っています．新章では大腸CTでの読影補助や教育プログラムについて解説しています．特に読影補助は画像診断での診療放射線技師のさらなる役割とされており，どのようにこの検査に関わっていけばいいのか，ポイントを押さえながら解説しています．ぜひ参考にしていただけたらと思います．本書が大腸CTを行っている施設や，今後始めようとしている施設の診療放射線技師や医療従事者の一助となれば幸いです．

　本書の刊行にご精力いただきましたメディフレックスの中田雅章氏に深く感謝いたします．

2024年1月

TSD³ 東海スクリーニング大腸CT研究会 代表世話人
末松 誠司

はじめに （旧版の序）

　平成24年度（2012年度）にCT Colonography（CTC）が診療報酬に収載され，多くの医療機関でCTCが実施されるようになり，今後CTCに取り組む診療放射線技師やコメディカルが増えてくるものと思う．しかし，前処置から始まる撮影技術，大腸解析技術などについて詳細を明記する手順書は少なく，臨床の現場ではCTCの技術習得に苦慮されているのではないかと考える．平成26年（2014年）5月に発足した東海スクリーニング大腸CT研究会では，この4年間で9回の学術集会（CTCハンズオン含む）を開催し，その技術の啓蒙活動を行ってきた．そしてこれまでの活動を集約し，CTCの検査技術を基礎から学ぶことができる成書を刊行することとなった．

　CTCでは，前処置と炭酸ガス自動注入器を用いた腸管拡張法が重要になる．本書は前処置構成に必要となる下剤の効能，検査食の知識，タギング法の詳細を明記，腸管拡張のポイントまで学べる構成となっている．また診療放射線技師にとって必修となるCTC撮影線量とその最適化についてまとめている．さらに今後，CTC専門技師認定制度の発足も考えられるが，CTCの技術習得に必要な基礎医学や大腸解析技術についても，必要にして十分な内容を厳選してまとめている．加えて数多くの症例を提示し，大腸解析にあたって判断に迷った際には大いに参考としていただける構成とした．CTCに携わる診療放射線技師の方々はもちろん，CTCを基礎から学ぼうと考えるすべてのコメディカルの座右の書となれば幸いである．

　当研究会発足時より会の運営にご協力いただき，学術集会をご共催いただきました伏見製薬株式会社，積水メディカル株式会社，エーザイ株式会社の各社に御礼申し上げます．

　また，本書の刊行にご精力いただきましたベクトル・コア社の中山穂積氏，中田雅章氏に深く感謝いたします．

2018年10月 吉日

TSD³ 東海スクリーニング大腸CT研究会 前代表世話人

國枝 栄二

目次 contents

第1章　前処置 .... 國枝栄二

PART 1　前処置の必要性とポイント
1. 前処置の必要性 2
2. CTC に必要な前処置 2
3. CTC の前処置：ポイントと特徴 2
4. 下剤，併用下剤，検査食の使用について 3

PART 2　タギング法・ノンタギング法
1. タギング法 4
2. ノンタギング法 4
3. タギング法に使用する薬剤とその特性 5
4. タギング法の実際①：硫酸バリウムによるタギング 8
5. タギング法の実際②：ガストログラフインによるタギング 9
6. 画像で見る　良い前処置／悪い前処置 10
7. さまざまなタギング例 15

PART 3　検査食
1. CTC に必要な検査食の特性 18
2. CTC 用検査食および低残渣食 18
3. 検査食の摂取に伴う工夫 20
4. 検査3日前からの食事について 21

PART 4　前処置下剤
1. 浸透圧（Osm：osmolarity）とは 24
2. 等張液法（ゴライテリー法）の使用薬剤とその特性 24
3. 主な腸管洗浄剤 25
4. 半用量等張液法 26
5. 高張液法の使用薬剤と特性 26
6. 併用下剤について 28

PART 5　前処置に伴う注意点と実例
1. 受診者が日常服用している薬剤について 34
2. 前処置時の工夫 35
3. タギング法・ノンタギング法の実際 35
4. 気泡による読影障害の除去〜ガスコン錠・ガスコンドロップの使用 ... 38
5. 特殊な事例での前処置 39
　 まとめ 42

第2章　腸管拡張〜検査の流れ　　黒木誠司

PART 1　腸管拡張 ································· 44

PART 2　検査方法
　　1. 実施内容とポイント ····················· 45
　　2. 参考：拡張良好例と拡張不良例 ········· 46

PART 3　鎮痙剤使用について ··············· 48

第3章　撮影条件　　赤井亮太

PART 1　CTC を最適な撮影条件で行うポイント
　　1. CT-AEC（CT-auto exposure control：自動露出機構）とは？ ··· 51
　　2. 逐次近似（応用）再構成とは？ ········· 52

PART 2　実測 撮影条件と線量との関係をみてみよう！
　　検証1　本邦で広く使用されているマルチスライス CT で測定 ········ 53
　　検証2　逐次近似再構成（Full-IR）が可能なマルチスライス CT で測定 ··· 56

PART 3　その他の撮影条件パラメータの選択
　　1. 管電圧 ······························· 59
　　2. スライス厚 ··························· 61
　　3. 回転速度・ピッチファクタ ············· 62

PART 4　撮影条件まとめ（目安）
　　1. CT-AEC が使用可能なケース ············· 64
　　2. hybrid-IR が使用可能なケース ········· 64
　　3. Full-IR が使用可能なケース ············· 64
　　参考までに：注腸 X 線検査と CTC の被ばく線量の比較 ············ 65

第4章　大腸解析　　村田浩毅

PART 1　大腸解析の流れ
　　1. 検査から読影の流れ ··················· 68
　　2. 画像解析の流れ ······················· 68
　　3. axial 画像〜パスの作成 ··············· 69
　　4. VGP での観察 ······················· 71
　　5. VE での観察 ························· 72
　　6. VE + MPR での観察 ················· 73
　　7. air image での観察 ················· 74

PART 2　一次レポートの作成方法

1. レポート記載内容 ………………………………… 76
2. 読影の判定方法 …………………………………… 76

PART 3　大腸解析の注意点

1. 側面変形 …………………………………………… 78
2. 進行癌 ……………………………………………… 78
3. Ip ポリープ ……………………………………… 81

PART 4　データベースの活用

1. データベースの構築 ……………………………… 84
2. データベースを活用した症例検索 ……………… 84

第5章　症例集 …………………………………… 末松誠司

Is：症例 01 ～ 02 ……………… 88
Isp：症例 03 ～ 08 …………… 89
Ip：症例 09 ～ 11 …………… 92
IIa：症例 12 ～ 15 …………… 94
IIa ＋ IIc：症例 16 ～ 19 …… 96
LST-G：症例 20 ～ 23 ……… 98
LST-NG：症例 24 ～ 26 …… 100
1 型腫瘍：症例 27 …………… 101
2 型腫瘍：症例 28 ～ 31 …… 102
脂肪腫：症例 32 ……………… 104
リンパ管腫：症例 33 ～ 34 … 105
腸管嚢胞様気腫症：症例 35 ～ 36 … 106
腸管子宮内膜症：症例 37 ～ 38 …… 107
大腸憩室疾患：症例 39 ～ 41 … 108
S 状結腸鼠径ヘルニア：症例 42 …… 109

潰瘍性大腸炎：症例 43 ～ 44 ……… 110
クローン病：症例 45 ………………… 112
虫垂粘液腫：症例 46 ………………… 113
腸管悪性リンパ腫：症例 47 ～ 48 … 114
直腸カルチノイド：症例 49 ………… 115
虚血性腸炎：症例 50 ………………… 116
感染性腸炎：症例 51 ………………… 116
アメーバ性大腸炎：症例 52 ………… 117
腸管穿破：症例 53 …………………… 117
脈管病変：症例 54 …………………… 118
人工肛門：症例 55 …………………… 118
バルーンによる圧排：症例 56 ～ 57 … 119
他臓器浸潤：症例 58 ………………… 120
内視鏡不通過例：症例 59 ～ 60 …… 121
2 型腫瘍（多発大腸癌）：症例 61 …… 122

第6章　大腸の基礎 …………………………… 平野昌弘

PART 1　大腸の解剖

1. 大腸の構造 ………………………………………… 126
2. 大腸の区分 ………………………………………… 126
3. 肛門 ………………………………………………… 130
4. 大腸内視鏡像と CTC 画像の見え方 …………… 131
5. 血管 ………………………………………………… 132

vii

PART 2　大腸の役割
1. 水分の吸収 ………………………………………………… 133
2. 排泄物の貯蔵 ……………………………………………… 133

PART 3　ポリープの発生
1. 大腸ポリープ（colon polyp） …………………………… 135
2. ポリープの発生場所 ……………………………………… 135
3. 大腸ポリープの分類 ……………………………………… 135
4. 大腸ポリープの原因と癌化 ……………………………… 136
5. 消化管ポリポーシス ……………………………………… 137

PART 4　大腸癌取扱い規約の要点
1. 記載例 ……………………………………………………… 138
2. 記載法の原則 ……………………………………………… 138
3. 所見の記載法 ……………………………………………… 139
4. 肉眼型分類 ………………………………………………… 140
5. 壁深達度〔T〕 …………………………………………… 143
6. 組織学的所見 ……………………………………………… 144
7. 進行度分類（Stage） ……………………………………… 145
8. 大腸生検組織診断分類（Group 分類） ………………… 147

PART 5　病理画像の基礎　正常構造と病変の見方
1. 肉眼像＜大腸切除標本＞ ………………………………… 148
2. 顕微鏡像＜粘膜切除標本画像＞ ………………………… 149
3. 核異型・構造異型 ………………………………………… 151

第7章　読影補助の実際 ………………………………… 本多健太

PART 1　撮影者の育成
撮影者による読影補助 ………………………………………… 154

PART 2　解析者の育成
1. 症例集の作成 ……………………………………………… 156
2. 診療放射線技師のダブルチェックの採用 ……………… 157
3. 読影支援ツールの活用（C-RADS，E-RADS） ………… 157

PART 3　遠隔解析による読影補助 ………………………… 158

PART 4　医師とのコミュニケーション ………………… 159

第1章
前処置

1 前処置の必要性とポイント

2 タギング法・ノンタギング法

3 検査食

4 前処置下剤

5 前処置に伴う注意点と実例

PART 1

前処置の必要性とポイント

1. 前処置の必要性

　現在，保険適用となる大腸精密検査には，大腸内視鏡検査（CF），大腸CT検査（CT Colonography：CTC），注腸X線検査（BE），カプセル内視鏡検査の4つがある．

　どの精密検査も，大腸を検査するためには，検査前に下剤を飲用して腸内の糞便を排泄して空にする前処置が必要である．本章ではCTCの前処置の流れなどについて，詳細に解説する．読み進めるごとに内容が難しくなっていくが，この章の全体を理解していただくことで，CTCの前処置をどう構成するかについて，検討が進めやすくなると考えている．

　大腸内視鏡では，前処置後の腸管内に多少残便が残っていても，観察しづらい箇所に水を注入し，洗い流すことができる．また注腸検査でも同様に，多少残便が残っていても注入したバリウムで洗い流す操作ができる．しかしCTCでは，腸管を炭酸ガスで拡張させるのみで，検査時に残便を洗い流す操作はできない．このため大腸内視鏡や注腸検査に比べ，厳密な前処置の組み立てが重要になる検査法である．

2. CTCに必要な前処置

　CTCでは，大腸内視鏡に準じた前処置，または注腸検査に準じたブラウン変法を用いる場合がある．

　ブラウン法はブラウン（Brown）により考案された前処置で，検査前日を絶食として塩類下剤を使用することにより，腸管内を空にする方法である．

　一方，ブラウン変法とはブラウン法の改良版で，検査前日を残便になりにくい食事（低残渣，低脂肪検査食）とし，塩類下剤を併用する方法である．

> **column** 塩類下剤
>
> 　水溶性で腸管から吸収されにくい塩類を用いると，浸透圧によって体内に水分が吸収されず，逆に腸管腔に水分を引き込み，腸内容（残便）が増量し，排便が促進される作用がある．

3. CTCの前処置：ポイントと特徴

　CTCでは炭酸ガス自動注入器を使用して大腸を均等に拡張させて，腹部全体をCTで撮影する．図1にCTで撮影した断層像を示す．背臥位と腹臥位と2体位の撮影を行っているが，拡張した黒色の部分が大腸になる．白く色付けされているのが残便で，背臥位で背側，腹臥位で腹側と移動してい

る．このようにCTCでは2体位撮影で残便を移動させ，大腸内の観察を行う．ポリープ（病変）は体位を変えても移動しないが，残便は2体位で腹側，背側と移動する．こうして2体位撮影で移動するものは残便，位置が移動しないものがポリープ（病変）と認識することができる．

　また大腸内視鏡の前処置では，大量の腸管洗浄剤（2L）を使用して完全に残便を腸管外へ排泄させる必要があるが，CTCでは多少残便が残っていても，2体位撮影で補完して観察することができ，大腸内視鏡より少量の下剤を使用して検査が可能となり，受診者に優しい検査法といえる．

　CTCの前処置でもう一つ重要なポイントとして，大腸の腸管壁に付着した固形残便は2体位撮影で移動しないため，残便が2体位撮影で移動するよう，水様便を形成することが必要になる．図1では白く染まった水様便（残便）が，2体位撮影で動いていることがわかる．

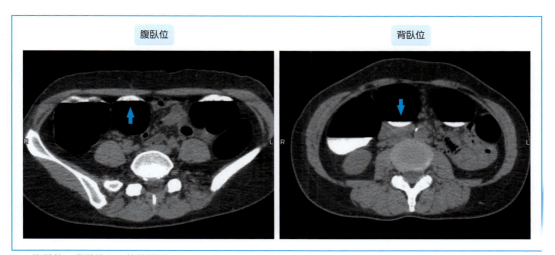

図1　腹臥位，背臥位の2体位撮影
腹臥位では腹側に，背臥位では背側に，白く色付けされた残便が移動している．

4．下剤，併用下剤，検査食の使用について

　前述のように，CTCでは検査前に大腸内のほとんどの残便をなくし，残った残便は水様便となるように工夫することが必要である．このため検査前日の朝から食事は消化のよい専用の検査食とし，その夜に下剤を使用し，検査当日の朝までに大腸内を空にしていく．詳細については後述する．

PART 2

タギング法・ノンタギング法

1. タギング法

タギングとは，硫酸バリウム，ガストログラフィンなどの陽性造影剤を使用し，残渣・残便を高濃度領域に標識すること（残便を白色に色付けし，ポリープなどの病変と間違わないようにすること）である．

1）便標識（fecal tagging）

腸管内の残便と陽性造影剤（硫酸バリウム等）を混和し，残便のCT値を高めること．腸管組織・病変と残便の識別性が高まり，腸管内の残便をすべて取り除かなくても，精度の高い検査が可能となる．

2）便標識の原理

CTC画像ではポリープ（病変）も残便も，同じ灰色に写る．そのため，残便の中に埋もれたポリープや病変は隠れて発見することができない．しかし，検査食と併用してバリウムやガストログラフィンなどの陽性造影剤を飲用すると，食べた食事と陽性造影剤が胃の中で混ざり，混ざったものが大腸に到達し，さらに大腸内の残便と混ざる．こうして残便が白く表示されるようになる．CTで撮影すると残便は白く，ポリープは灰色に写り，残便の中に隠れた病変も発見することが容易になり，検査精度が向上する．

大腸内視鏡のように大量の下剤で残便を完全に洗い流す必要がなく，少量の下剤を使用して前処置を行い，多少の残便が残っても病変の発見を可能とする．

2. ノンタギング法

腸管内の残便に色を付けてポリープなどの軟部組織と識別を可能とするタギング法と違い，ノンタギング法では残便と病変を色により識別できないため，観察のポイントは背臥位と腹臥位の2体位撮影で，位置が移動するものは残便，移動しないものはポリープなどの病変と判断する．

このためノンタギング法では，背臥位と腹臥位で残便が確実に移動し腸管壁への残便の付着を極力減らし，良好に水様便を形成することが必要になる．また水様便を形成していても，腸管内の残便が多すぎるとブラインドになり，観察できない部分が増える．片体位でしか大腸内の観察ができないような場合（残液が多すぎる場合や拡張不良の場合）には，大腸内にポリープを疑うような隆起があっても病変なのか残便なのかを確実に判断することが難しくなり，偽陽性（残便をポリープと判断してしまうこと）を増やしてしまう傾向にある．偽陽性を減らすためにも，ノンタギング法の前処置では下剤や併用下剤を多く使用し，厳密に大腸内を洗浄する必要がある．よって大腸内視鏡検査に近い，より厳密な前処置が必要になる．

2 タギング法・ノンタギング法

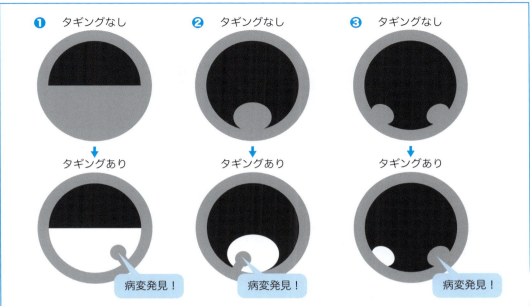

①上：腸管内の半分を覆う多量の残液が残り，ポリープが隠れていても認識できない．
①下：タギング法を用いると，多量の残液に隠れたポリープも認識することができる．
②上：ノンタギング法で腸管内に固形に近い残渣を認めるが，残便かポリープなのかはっきりしない．
②下：タギング法を用いることで残渣の中に存在するポリープを認識することができる．
③上：ノンタギング法では腸管内にポリープを疑う病変を2つ確認できる．
③下：タギング法により残便が色付けされ，左側のポリープ疑いが残便で，右側がポリープであることが確認できる．

図2 タギング法とノンタギング法の特徴

3. タギング法に使用する薬剤とその特性

1）コロンフォート内用混濁液25%（以後コロンフォート）

①薬剤について

　CTC用の経口造影剤コロンフォート（販売：伏見製薬株式会社）は，平成28年（2016年）3月にCTCにおける「腸内容物の標識」の効能を持つ硫酸バリウム造影剤として承認を得て，同年6月に販売が開始された．タギング剤（大腸内の残便を白く標識する薬剤）として薬価基準収載された保険適用医薬品である．

②コロンフォート（CTC専用バリウム）の使用目的

　腸管に残渣（残便）がある場合は腸管組織と残渣（残便）のCT値が近いため，残便に色を付け識別しやすくする．

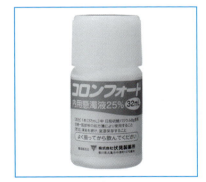

図3 コロンフォート

　ノンタギング法では腸管内の残渣を除去するために多量の下剤（腸管洗浄剤）が必要であるが，タギング法を用いることで下剤の使用量を減らすことができる．
　多量の下剤を使用して十分な前処置を行うことで検査精度は高くなるが，前処置の負担は大きくなる．

③コロンフォートの効果

　腸内容物を標識することで，CTCの検査精度の向上に役立つ．

④コロンフォートの使い方と注意点

通常，成人には，本剤1回32mL（硫酸バリウムとして8g）を，検査前日から毎食後に3回，経口投与する．

通常，検査4時間前までの食後に服用する．CTC検査の時間に応じて，受診者ごとに服用時期を指導する必要がある．

食事由来の消化物（残渣）とよく混和されることが重要であるため，食後すみやかに服用するよう受診者に指導する．

安全性の面では，コロンフォートによる副作用発生のリスクは，既存の硫酸バリウム製剤を上回るものではない．ただし，受診者が自宅に持ち帰って服用する製剤であるため，副作用の発生時に迅速な対応が必要となる．CTCの予約時に，過去にバリウムを服用し副作用がなかったかについて，問診を必ず行う．

⑤コロンフォート製剤の特性

コロンフォートはCTCに適した造影剤として，
（1）残渣に適切なCT値を与える（残便を白く色付けする）
　　　・硫酸バリウム濃度と残渣のCT値の関係を検討し，1日の服用量が決定されている
（2）1検査分を3本容器セットとし，服用しやすく，保管・管理がしやすい
という特性がある．

懸濁安定性の確保を実現し，沈殿して正しく服用できないことや，胃液や腸液で凝集してしまうことのないよう，有効成分の設定と懸濁安定性の確保に配慮した製品設計となっている．
（1）有効成分量の設定
　　　・硫酸バリウムの服用量と残渣のCT値の関係を検討
　　　・適切なCT値を与える有効成分量を設定
（2）懸濁安定性の確保
　　　・粒子径の小さい硫酸バリウムを使用
⇒胃内消化物や大腸内残渣と混和しやすく，硫酸バリウムの沈降を抑制するよう，製剤の流動性を工夫している．
⇒保管時は硫酸バリウムが沈降しにくく，服用時（振とう時）は飲みやすい．

表1 それぞれの検査に使用する硫酸バリウムの特性

	CTC用バリウム	胃X線検査用バリウム	注腸X線検査用バリウム
使用濃度	25w/v%	180〜240w/v%	80〜130w/v%
用量	32mL×3本（96mL）	100〜300mL	400〜800mL
硫酸バリウム量	8g×3（24g）	240〜400g	350〜800g
剤型	懸濁液	粉末	粉末，懸濁液
粒度分布	微粒子	粗大粒子主体（粗・中・微混合）	微粒子主体（混合）
投与方法	経口	経口	注腸
対象製品	コロンフォート内用懸濁液25%	バリテスター A240散 バリトゲンHD	エネマスター注腸散

参考資料：薬剤インタビューフォーム
　本稿はコロンフォートの概要を解説するものである．使用にあたっては，添付文書および薬剤インタビューフォームを必ず確認のこと．

2）ガストログラフイン
①薬剤について

　ヨード系の医薬品であるガストログラフイン（販売：バイエル薬品株式会社）は，消化管造影剤として胃，小腸，大腸壁を映し出す医薬品として薬事承認されている．CTCに用いるタギング製剤としては薬事承認されていない点に注意が必要である．そのためCTCでタギング剤としてガストログラフインを使用する場合は，保険適応外で検査指示医の判断，自己責任の範囲での使用となる．なお，現在は日本消化器がん検診学会より，医療上の必要性の高い未承認薬・適応外薬検討会議に対してガストログラフインのCTC前処置への適応拡大の要望書が提出されている（國枝栄二著「日経メディカルオンライン短期集中連載◎大腸CTを知る（2）」より引用）．

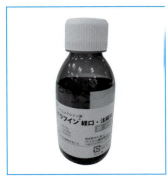

図4　ガストログラフイン

　ガストログラフインは1瓶（100mL）中，日局アミドトリゾ酸59.73g，メグルミン15.924g，水酸化ナトリウム629mgを含有している．

②ガストログラフインの使用目的

　ガストログラフインは，主に消化管狭窄の疑いのあるとき，急性出血や穿孔の恐れのあるとき（消化器潰瘍，憩室），その他，外科手術を要する急性症状時，胃および腸切除後（穿孔の危険，縫合不全），内視鏡検査実施前の異物および腫瘍の造影などに用いられる．

③ガストログラフインの使い方

　ガストログラフインの使用方法は，検査の目的によって異なる．

（1）消化管撮影

　　　通常，成人1回60mL（レリーフ造影には10〜30mL）を経口投与する．

（2）CTにおける上部消化管造影

　　　通常，成人30〜50倍量の水で希釈し，250〜300mLを経口投与する．
　　　消化管造影には通常，硫酸バリウム製剤を用いるが，消化管の狭窄や穿孔が疑われる場合は，水溶性造影剤であるガストログラフインを用いる．

（3）注腸検査

　　　通常，成人3〜4倍量の水で希釈し，最高500mLを注腸投与する．

④使用上の注意点

　ガストログラフインは「ヨードまたはヨード造影剤に過敏症の既往のある患者」には禁忌とされている．使用に際しては十分な問診を行うことが重要である．

　投与に際して留意すべきポイントは以下の通り．

（1）CTCでタギング剤として使用する前には，ヨード系造影剤に過敏な反応に備え，使用に際しては十分な問診を行うこと．過去に腎尿路造影や血管造影，心臓カテーテル検査，CT造影検査の経験がある受診者には，副作用の発現歴など確認する．

表2 ガストログラフインの副作用と発現頻度

	5％以上	0.1～5％未満	0.1％未満	頻度不明
過敏症		掻痒感	じんま疹	発疹，発赤紅斑
循環器				血圧低下
消化器	下痢	悪心・嘔吐	腹痛・腹部不快感	
その他				発熱

（2）気管支喘息，発疹，じんま疹などのアレルギー歴のある患者ではアレルギー歴のない患者に比べて重篤な副作用発現率が高いとの報告があるので，事前の問診等によりこれらの素因をチェックして慎重に投与することが必要である．

（3）生理食塩液の約9倍の高張液であるので，水を腸管腔に引き込み，脱水を来す恐れがある．高齢者や水または電解質代謝に異常のある患者に投与する場合は，あらかじめ補液などの適切な処置を行った後に造影に取りかかることが必要である．

（4）肺胞まで到達すると呼吸困難，肺水腫を引き起こす恐れがある．本剤の誤嚥により，呼吸困難，肺水腫を引き起こした例が報告されている．

表2に挙げた副作用が現れることがあるので，観察を十分に行い，このような症状が現れた場合には適切な処置を行うこと．

⑤ガストログラフインの特性

ヨード造影剤はX線の透過性が非常に低い（X線吸収能が高い）性質を持つ無色透明な液体である．逆に言えば，ヨードの濃度が高まれば高まるほど，X線写真ではより白く，鮮明に写し出される．ガストログラフインの主成分アミドトリゾ酸の構成元素はヨウ素で，本剤の存在部位と他の生体組織との間にX線画像上のコントラストが生じる．

参考資料：薬剤インタビューフォーム

本稿はガストログラフインの概要を解説するものである．使用にあたっては，添付文書および薬剤インタビューフォームを必ず確認のこと．

4. タギング法の実際①：硫酸バリウムによるタギング

1）コロンフォート（硫酸バリウム）によるタギングの特性：比重と二層化

硫酸バリウムは比重が大きいため，沈殿しやすい特性を持っている．そのためコロンフォートを飲用する際には，よく振って飲んでもらう必要がある．また，服用後にはやはり比重が大きいことから，時間経過とともに腸管内で硫酸バリウムの層が分離し，二層化する可能性がある．また大腸は水分を吸収する働きがあるため，硫酸バリウムの服用時に水分の摂取が少ないと残便，残渣が液状から固形になりやすく，大腸壁に固形残渣が付着する傾向が出てくる．こうなると読影に時間がかかり，診断精度が低下する可能性がある．

これを防ぐためにもコロンフォート服用の際には，検査食を食べた後ですぐによく振って服用し，その後，コップ1杯以上のお水またはお茶を飲んでもらうようにする．こうすることで胃の中で食べた検査食と硫酸バリウムと水やお茶が胃の蠕動運動でよく混ざり，大腸に残渣が流れて行ってからも

均一に混ざりやすく，二層化を防ぎ，大腸壁への固形残渣付着を防ぐことができる．

＊また，より多くの水分を摂取することで下剤の効能が高まり，大腸の蠕動運動が促進される．

2）前処置のポイントと配慮

①夏季シーズンの前処置

夏場は発汗が高まり身体が脱水傾向になり，大腸腔の水分が奪われ，残便（残渣）が液状から固形になりやすくなる．5月〜10月頃までの夏場は，コロンフォート飲用後の水分摂取量を200mLから400mLに増やすことや，検査前日1日を通しての水分摂取量を多くする工夫が必要になる．

②授乳者の場合

コロンフォートの添付文書では，授乳中の使用に関しては特別な注意は必要ないとされている．しかし，前処置に先立って授乳中であることを医師に伝え，確認を取るのがよいと思われる．

5. タギング法の実際②：ガストログラフインによるタギング

1）ガストログラフインによるタギングの特性

一般にガストログラフインは水様便には混ざりやすくタギングが良好で，固形残渣には混ざりにくいといわれているが，1,000例以上のガストログラフインを用いたタギングの大腸解析を行ってきた筆者の経験では，固形様残便でもタギング良好で，前処置として問題ない印象がある．またガストログラフインに大腸管腔に水分を引き込む特性があり，大腸表面は潤い固形残便の付着が少なく前処置が良好になる傾向があった．

2）前処置のポイントと配慮

①飲用時の工夫

ガストログラフインは味が苦くて飲みにくいという欠点があり，原液をそのまま飲用するのは困難である．使用時には水で希釈するか，マグコロールPなどの下剤に溶いて飲用するといった工夫が必要になる．

下剤のマグコロールPは飲用前に事前に溶液をつくり，冷蔵庫に冷やしておくと飲用しやすくなるが，ガストログラフインを混ぜたマグコロール溶液を冷蔵庫に保管すると，ガストログラフインが沈殿してしまう．そのまま飲用すると固形残渣が大腸壁に付着し，診断精度が低下してしまうため注意が必要である．下剤にガストログラフインを混ぜる場合は，飲用の直前に調合する必要がある．

②ヨード過敏症の既往歴の確認

ガストログラフインを使用する際には，ヨードまたはヨード造影剤に過敏症の既往歴がないか，問診で確認することが必要である．

使用に当たっては，起こり得る副作用について十分に説明し，受診者の同意を得て使用することが望まれる．また同意書を作成し，受診者本人のサインをもらうのが理想的である．

③授乳者の場合

ガストログラフインの添付文書では，授乳中の使用に関しては特別な注意は必要ないとされている．しかし，使用に先立って授乳中であることを医師に伝え，確認を取るのがよいと思われる．

表3 バリウム製剤と水溶性ヨード造影剤の対比

	バリウム製剤	水溶性ヨード造影剤
特徴	・造影能が高く，微細な構造の抽出が可能. ・粘膜表面への付着性がよい. ・水に不溶性で非アレルギー性である. ・気管内に入った場合，浮腫の危険性が少ない. ・種々の製造があり，流動性，粘性など目的に応じた調整・選択が可能.	・漿膜への刺激性が少ない. ・蠕動運動を亢進する. ・腹腔内に漏出しても血中に吸収される. ・内視鏡検査の障害とならない.
留意点	・腹腔内に漏れた場合，肉芽形成を起こす. ・腸内で濃縮され宿便となる可能性がある. ・気管に入った場合，塞栓を起こす可能性がある. ・内視鏡検査の障害となる.	・高張液であり，脱水を招く可能性がある. ・希釈されると造影能が低下する. ・気管に入った場合，浮腫を起こす可能性がある. ・食道や十二指腸遠位部での付着性が悪い. ・アレルギーの可能性がある.

6. 画像で見る　良い前処置／悪い前処置

①水様便の形成（図5）

　タギングが均一で，良好に水様便を形成している．CTCではこのような画像が得られるように，前処置を組み立てることが大切である

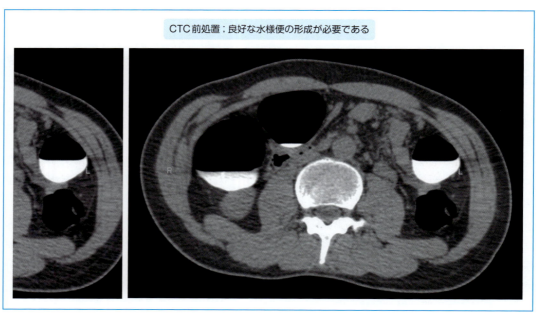

図5　水様便の形成

②前処置良好例（図6, 7）

　大腸腸管拡張も良好で，良好に水様便を形成し，仮想展開画像（VGP：virtual gross pathology）や仮想内視鏡像（VE：virtual endoscopy）で大腸壁表面に固形残便の付着もほとんどない．CTC解析に適した理想的な画像となっている．

2 タギング法・ノンタギング法

第1章 前処置

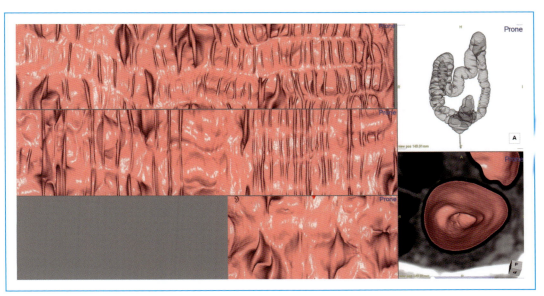

図6 前処置良好例

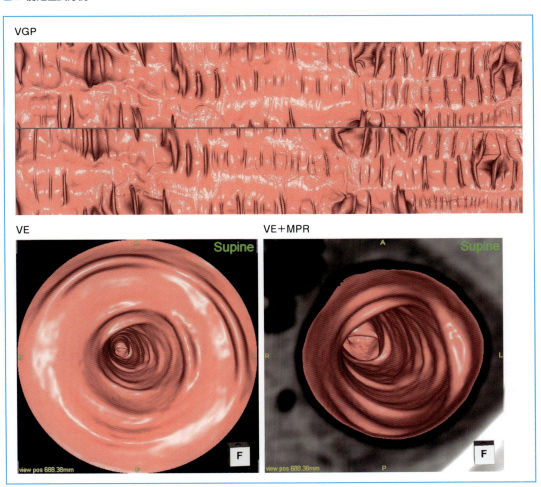

図7 前処置良好例

③前処置不良例

　CT画像（MPR）（図9）で，拡張した腸管壁に全周性にタギングされた残便が付着してるのがわかる．このような場合，仮想展開画像（VGP）（図8，9）で大腸粘膜表面にドロドロとした残便が大腸全体に付着して，詳細な観察が難しくなってしまう．

　仮想内視鏡像（VE）（図10）を観察すると，固形の残便がところどころに付着しているのがわかる．このような場合，一つ一つの大腸内の隆起物がタギングされた残便か，あるいは軟部組織濃度を示すポリープなのかを確認する必要があり，大腸解析（読影）時間が長くかかってしまうことになる．

　図11は仮想展開画像（VGP）であるが，こちらは気泡が発生し，良好な観察が難しくなっている．

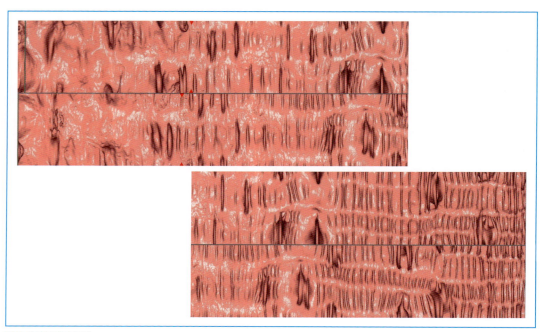

図8 前処置不良例

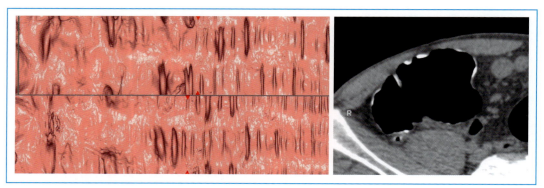

図9 前処置不良例

固形残渣の腸管壁粘膜への付着

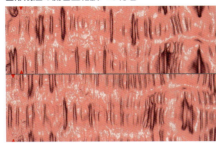
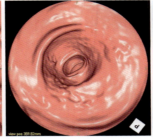
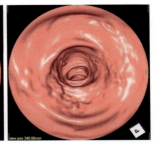

図10 前処置不良例

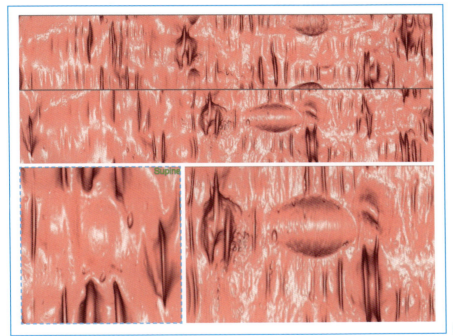

図11 前処置不良例

図6〜11に良好な前処置と悪い前処置を提示し，比較していただいた．CTCの前処置を組み立てる際には，表4に挙げた注意点に留意し，良好な前処置が実施できるようにしていただきたい．

表4 CTC前処置の注意点

固形残渣の粘膜付着が多くなる原因	前処置不良による問題点
● 下剤の調整が不十分 ● 体内でのバリウムの滞在時間が長い（タギングされた残便の水分が吸収され，乾いて腸管粘膜に付着する） ● 水分摂取量が少ない	● 解析に余分に時間がかかる ● 詳細な大腸粘膜面の観察が困難→診断精度の低下

1) CTCに必要なタギング法によるCT値

大腸解析を行ううえで，タギングされた残便の理想的なCT値は，200HU以上〜500HU程度までになる．CT値が低いと，残便が陽性造影剤で染まっているのか否かの判断が難しくなってしまう．また反対にCT値が高すぎると，タギングによるアーチファクトが発生してしまう．大腸解析に適した

CT値が得られるように，陽性造影剤の使用量を決定することが必要である．

2）良好なクレンジング処理を得るために

　図12に示すように，大腸解析ではタギングされた残便をデジタル処理で消去して表示する機能があり，これをクレンジングという．クレンジング処理に必要なCT値は200HU以上といわれている．クレンジング処理が良好であれば，残便の中に隠れたポリープ（病変）も容易に確認しやすくなる．

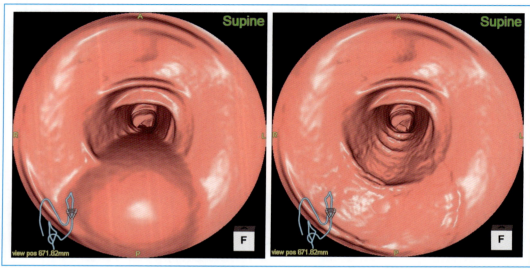

図12 仮想内視鏡像（VE）とクレンジング処理（左：クレンジング前、右：クレンジング処理後）

　また前処置でのタギングが均一であれば，図13に示すように良好なクレンジング処理を得ることができるが，タギングが不均一だと図14に示すように，クレンジング処理も凸凹で不均一になってしまう．CTCではクレンジング処理を適切に活用するために，均一で良好なタギングが得られるように工夫した前処置の組み立てが必要になる．

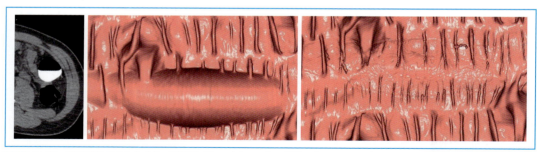

図13 タギング良好例のクレンジング処理（左：クレンジング前、右：クレンジング処理後）

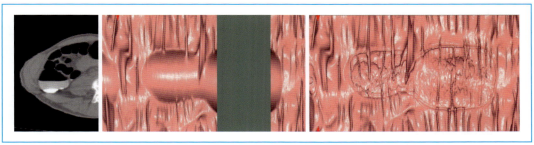

図14 タギング不良例のクレンジング処理（左：クレンジング前、右：クレンジング処理後）

7. さまざまなタギング例

①やや不均一な例（図15）

タギングがやや不均一になっており，タギングされた水様便の中に固形残便が残っている．大腸解析時には問題ない範囲であるが，良好なクレンジング処理は得られなくなる．

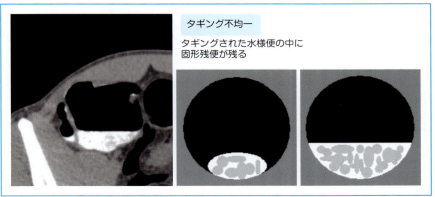

図15 タギングがやや不均一な例

②不均一かつ不良例（図16）

タギング不良の一例．タギング不良の残便の中に，一部タギングされた残便が存在している．大腸解析時にも，残便がタギングされているかいないかの判断がやや難しくなってしまう．

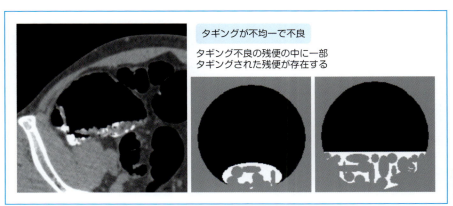

図16 タギングが不均一でかつ不良な例

③完全なタギング不良例（図17）

　硫酸バリウム（コロンフォート）によるタギング法は，すべての受診者で完璧に行えるものではなく，時にこのようなタギング不良が発生する．しかしこうした場合でも，大腸壁に固形残便の付着が少なく，良好な水様便が形成されていれば解析に問題はない．

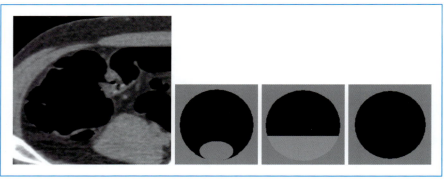

図17 タギングが完全に不良となった例

④CT値が高すぎることによるタギング不良例（図18）

　タギングのCT値が500HUを超えて高くなりすぎ，アーチファクトを伴っている．これはきわめて稀なケースであるが，前処置施行時に水分をしっかり摂取していれば防ぐことができる．

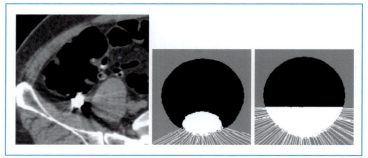

図18
CT値が高すぎることによるタギング不良例

⑤バリウムの二層化によるタギング不良例（図19）

　バリウムが二層化している例である．好ましくないタギングであるが，大腸解析時に隆起物がタギングされているかいないかの判断にはほぼ問題はない．ただし，クレンジング処理が不均一になってしまう．

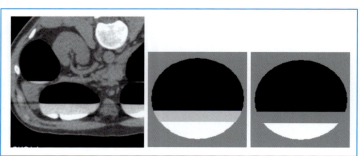

図19
硫酸バリウムの比重による二層化・タギング不良例

⑥夏季の水分摂取不足に伴うタギング不良例（図20〜22）

図20はCT画像（MPR）であるが，拡張した大腸壁に固形残便が付着した状態である．夏場に入るとよく発生するパターンで，回盲部に限局して発生しやすくなる．夏場，身体は脱水傾向になり，特に水分吸収率の高い回盲部が渇いて残便がへばりつくようになる．夏場は特に水分摂取量を多くするよう，受診者に説明する必要がある．

図21では回盲部の残便付着で，詳細な仮想展開画像（VGP）による確認が困難になっている．

図22は回盲部の仮想内視鏡像（VE）である．残便のため詳細な観察が困難で，診断精度が低下してしまう．

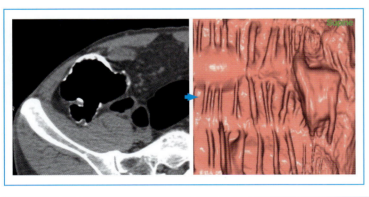

図20 水分摂取不足によるタギング不良例：①MPR

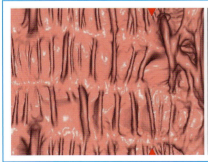

図21 水分摂取不足によるタギング不良例：②VGP

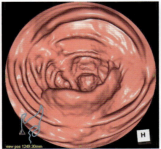

図22 水分摂取不足によるタギング不良例：③VE

PART 3 検査食

1. CTCに必要な検査食の特性

　検査前に食物繊維の多いものを食べてしまうと多量に便がつくられ，消化に時間がかかるため残便が多くなり，下剤の効果が弱くなる．脂肪分の多いものも消化が悪く，残便が多くなる．

　CTCでは腸内に残便・残渣が少なく，水様便を形成していることが必要である．CTC用の検査食は，より固形残渣が少なく，大腸内に残った残渣は水様便を形成しやすいように設計されているため，CTCの前処置食としては専用の検査食を用いることをおすすめする．

　主に大腸内視鏡や注腸検査に用いられる検査食は低残渣食である．低残渣食は固形残渣がやや残りやすい傾向にある．しかし低残渣食は種類も多く，CTCの前処置では受診者の嗜好によりさまざまな検査食が使用されているのが現状である．また施設によっては，受診者の好みによって検査食を選ぶことができる施設もあるようである．

2. CTC用検査食および低残渣食

1）CTC用検査食

①FG-two☆

　CTC用の検査食は良好な水様便の形成が目的となるため，FG-two☆（伏見製薬株式会社）には，難消化性デキストリンが多く配合されている．難消化性デキストリンは特定保健用食品にも使用される成分で，大腸腸管腔に水分を引き込み，便を膨張させて柔らかくする効果がある．さらに適度の脂肪成分を含み，腸管の蠕動を亢進させる働きがある．これによりタギングに用いるコロンフォート（硫酸バリウム）と食物と水分が，胃の中で均一に混ざりやすくなると考えられる．同様に大腸腸管内でも，残便と均一に混ざりやすくなる特性を持つ．

形式：3食タイプ
内容：中華粥とコーンスープ，カレーライスとコンソメスープ，親子丼とお吸い物

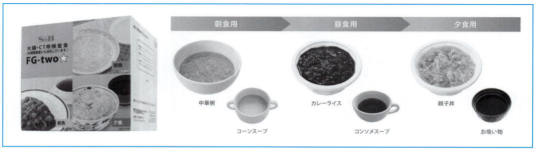

図23 CTC用検査食：FG-two☆

②おかゆさん

　高齢者にも摂取しやすいように設計された3食おかゆセットである．難消化デキストリンを16g含み，水様便を形成しやすいように工夫されている．当院の使用経験では，通常の低残渣検査食より固形残渣がより少なくなる傾向があった．

　1食当たりのカロリーが低いため，糖尿病の受診者に使用する際には，食間に飴玉やチョコレートを食べてもらい，低血糖にならないように注意する必要がある．

> **column**
>
> ### 難消化性デキストリンとは
> 不足しがちな食物繊維を補う目的で，天然由来の成分を原料につくられている．
> 　難消化性デキストリンに期待できる生理作用は，
> ①整腸作用
> ②糖の吸収スピードの遅延作用（食後血糖の上昇抑制作用）
> ③脂肪の吸収スピードの遅延作用（食後中性脂肪の上昇抑制作用）
> ④内臓脂肪の低減作用
> ⑤ミネラルの吸収促進作用
> 　である．
>
> ### CTCの前処置に有効な難消化性デキストリンの作用
> 　難消化性デキストリンは水分を内包する性質があるため，
> ①便のやわらかさを保つ
> ②便量を増やす
> ③便の通過時間を短縮させる
> 　などの作用がある（連続10日の投与で観察されている事象）．
> 　また，腸内細菌叢を改善するなど，整腸作用と関わりのある生理作用が報告されている．難消化性デキストリンを1日5g〜10g摂取することで，排便回数と糞便量が増加し，便の性状と排便後の感覚が良好になったという結果が得られている*．
>
> *出典：里内美津子ほか．難消化性デキストリンのヒト便通に及ぼす影響．栄養学雑誌．vol.51, no.1, 31-37, 1993

2）低残渣食＜特長＞

　1セットあたり難消化性デキストリンを5g配合．ボリューム感を保ち，脂質，塩分を控えめにしている．

①エニマクリン（3食タイプ）　オープン価格　※適応検査（注腸・内視鏡・大腸CT）

○オールマイティーな検査食
内容：朝食　鯛がゆ
　　　昼食　和風ハンバーグ・白がゆ
　　　間食　ゼリーミール・ビスコ
　　　夕食　コーンポタージュ

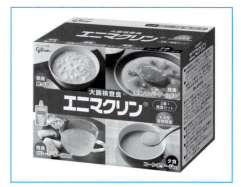

図24　エニマクリン

②エニマクリンＰＯ（3食タイプ）　オープン価格

※適応検査（内視鏡・大腸CT）

○昼食が携行に便利なゼリー飲料

内容：朝食　鶏と卵の雑炊

　　　昼食　ゼリーミール・ビスコ

　　　夕食　煮込みハンバーグ・白がゆ

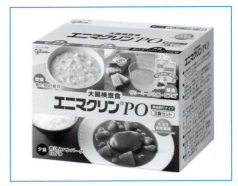

図25　エニマクリンＰＯ

③エニマクリンｅコロン（3食タイプ）　オープン価格　※適応検査（内視鏡・大腸CT）

○エコタイプで普通食に近い味とボリューム

内容：朝食　鶏と卵の雑炊

　　　昼食　大根とじゃがいもの鶏そぼろあんかけ・白がゆ

　　　夕食　煮込みハンバーグ・白がゆ

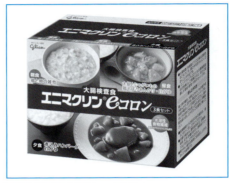

図26　エニマクリン　ｅコロン
（低残渣食：資料提供　堀井薬品工業株式会社）

> **column**　低残渣食とは
>
> 　食物繊維は胃や腸に負担を掛け，消化に時間がかかる．その量を減らしたものを低残渣食という．同様に消化に時間がかかる脂肪分の量も減らしている．

3. 検査食の摂取に伴う工夫

1）検査食が食べられない場合

　受診者の中には，検査食に含まれる食物に対するアレルギーや嗜好により検査食が食べられない場合，あるいは職場で検査食が食べられないことがある．そのような場合には，検査食に代わるものとして素うどんなどをお勧めする．素うどんは食物繊維が少なく，胃内での停滞時間が短く消化されやすい食べ物である．

　絶食とすると腸管の動きが悪くなり，下剤の効き目が弱くなる可能性があるため，消化のよい素うどんなどを食べたほうがよい．

> **column** 検査食が食べられない場合
>
> お勧めの食事：素うどん，おかゆ
> 昼食に検査食が食べられない場合：市販の素うどん，コンビニうどん（生めんタイプがおすすめ．薬味は食べないでください）
> 夏場にお勧めの食事：冷やしうどん，ざるそば，冷麦など
> 注意：麺類でもラーメンやパスタはスープやソースに脂分を使用しているため，検査前は控えてください

2）PROJECTFの飲用

PROJECTF（伏見製薬株式会社）は難消化性デキストリンを多く配合した飲料で，1本（500mL）に食物繊維が10g含まれている．難消化性デキストリンの作用により，腸管内の渇きを抑え，水様便形成の助けとなる．食物繊維に水溶液中で着色しにくい還元タイプ難消化性デキストリンを採用することで透明感を保ち，良質な天然水の味を生かした，美味しく飲みやすい飲料水になっている．

著者らの検討では，PROJECTFは内容量が500mLであるが，倍の1,000mLの水を飲んだのと同じぐらいの大腸腔内の渇きを防ぐことができる．検査前日に1日を通してPROJECTFを1本ないし2本飲用することで，大腸腔内に多くの水分を引き込み，腸管内の渇きを防ぐことが期待できる．今日ではCTCの前処置にPROJECTFを使用する施設も増えている．

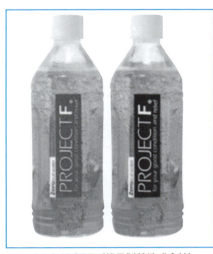

図27 PROJECTF（伏見製薬株式会社）

参考文献：厚生労働省．日本人の食事摂取基準（2010年度版），第一出版，2010．（資料提供：伏見製薬株式会社）

4. 検査3日前からの食事について

大腸内視鏡の前処置でも検査の数日前から消化のよい食事に切り替えるよう案内する施設が多いと思われるが，CTCでも同じように，検査数日前から摂取する食事や飲み物に注意することで，前処置が良好になると考えられる．

検査前に食物繊維の多いものを食べてしまうと多量に便がつくられ，消化に時間もかかり，残便が多くなり，下剤の効果が弱くなる．また脂肪分の多いものも消化が悪く，残便が多くなる．腸管内に固形残渣が多くあると診断精度が低下するため，検査前には食物繊維と脂肪分の少ない食事を心がけていただくとよい．

検査3日前からの食事案内【当院事例】

検査3日前（前処置開始2日前）から，消化のよい食事を心がけるようお願いしている．具体的な内容は以下の通りである．

○食べてよいもの
　白米（おかゆ），食パン，素うどん，鶏肉，白身魚，豆腐，卵など
○飲んでよいもの
　お水，緑茶，ウーロン茶，スポーツドリンク
　コーヒー，紅茶（ミルク，レモンの入っていないもの）
×食べてはいけないもの
　生野菜類，海藻類，こんにゃく，きのこ類，ゴマ，豆類
　脂肪の多いもの（肉類，揚げ物，ラーメン）
　果物（イチゴ，キウイなど）
　乳製品
×飲んではいけないもの
　牛乳などの乳製品飲料
　果汁，野菜100％ジュース
　アルコール

　検査3日前から「○」のものを摂取してもらい，「×」のものは検査終了まで摂取を控えるようお願いしている．アルコールは，検査前に多量に摂取していると血管を拡張し，検査時に出血傾向が高くなる．また腸管の蠕動運動がより激しくなる傾向があることから，摂取を控えてもらっている．

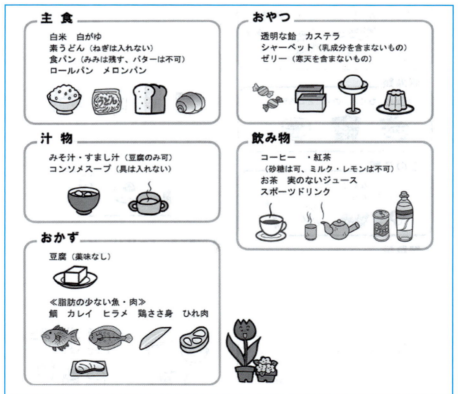

図28
食べてよいもの

穀類・豆類
玄米　発芽米　麦　ごま　納豆
枝豆　ピーナッツ　つぶあん

揚げ物
天ぷら　串かつ　フライドチキン

脂肪の多い肉類・魚類・貝類
ベーコン　ソーセージ
サーロインステーキ
マグロ　さんま　うなぎ
タコ　イカ　あさり　しじみ

乳製品
チーズ　バター　ヨーグルト
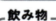

海藻類
わかめ　ひじき　のり　ところ天

飲み物
牛乳　果肉入りジュース　野菜ジュース
アルコール

きのこ類
しいたけ　なめこ　えのき
きくらげ　わらび

おやつ
ドーナツ　ケーキ　ポテトチップ
かりんとう

野菜類
長ネギ　セロリ　ごぼう
トマト　きゅうり
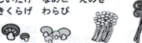

検査当日の朝は…

✕ 食事は摂れません。

○ 水、お茶、実が入っていないジュースなどの水分は、摂ってもかまいません。

果物類
みかん　キウイ　梨　柿　いちご
スイカ　レーズン

図29 摂取を避けるべきもの
（イラスト提供：堀井薬品工業株式会社）

PART 4 前処置下剤

1. 浸透圧（Osm：osmolarity）とは

　図30のように，濃度の濃いものと薄いものを隣り合わせに置くと，混ざり合って均一な液体になろうとする．図31のように，溶質は通さないが溶媒（水）は通す性質をもつ半透膜を隔てて濃度の異なる溶液が接した場合，低濃度溶液の溶媒（水）が高濃度溶液の方に拡散しようとする．この現象を浸透現象といい，その圧力を浸透圧という．

　体液（または血漿）の浸透圧は約290mOsm/Lで，これより高い液を高張液，低い液を低張液という．また，0.9％食塩水の浸透圧は体液と同じ約290mOsm/Lで，この濃度の食塩水を生理的食塩水という．

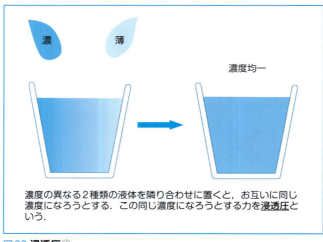

図30 **浸透圧①**

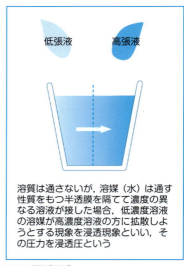

図31 **浸透圧②**

2. 等張液法（ゴライテリー法）の使用薬剤とその特性

　等張液を使用することで腸管腔内と腸管壁の浸透圧を等張にし，体内の水分を腸管内に吸収させることなく，多量の飲水により残渣を洗い流す方法である．主に大腸内視鏡の前処置で使用される．等張液は腸管壁から身体へ吸収されることがないため，人体への悪影響の少ない腸管洗浄剤である．このため心不全や腎不全の受診者でも使用できる．

4 前処置下剤

1）使用薬剤

　薬剤にはニフレック，ムーベンなどのポリエチレングリコール溶液（PEG溶液：製剤1袋（約137g）を水に溶解して2,000mLとして使用），マグコロールなどのクエン酸マグネシウム製剤（製剤1袋（100g）を水に溶解して1,800mLとして使用）が使用される．ポリエチレングリコール（PEG）は腸洗浄に用いられる薬剤で，消化管から体内に吸収されないため，副作用が少ない成分として知られている．

2）等張液法の特徴

　腸管状態はウエットで腸管の洗浄力は強いが，約2,000mLの下剤を服用しなければならないため多量の飲水による受診者の苦痛を伴いやすく，CTCにおける受容性は低いと考えられる．また残水が多量に残りやすく，CTC検査時にブラインド部分が多く発生する可能性がある．

3. 主な腸管洗浄剤

①モビプレップ（散剤）

使用方法：パックに水を入れて2,000mLの溶液とし，まず1,000mLを約1時間かけて飲む．次に飲んだ液剤の半分量の水分500mLを摂る．そしてまた1,000mLを飲んで，500mLの水分を補給する（高張液であり脱水防止のため間に水分を摂る．また水分をしっかり摂らないと下剤の効果が低下する）．

長所：薬剤の服用量が少なくて済む．

短所：飲用の間に薬剤の半分量の水やお茶などを飲む必要があり，ニフレックやマグコロールに比べると服用方法が複雑な点がある．

②ニフレック（散剤）

使用方法：パックに水を入れて2,000mLの溶液にして，約2時間かけて飲む．成分は塩化ナトリウム．成人では溶解液2,000〜4,000mLを1時間あたり約1,000mLの速度で飲用する．排泄液が透明になった時点で飲用を終了し，4,000mLを超えての投与は行わない．

長所：服用方法が簡単で，大量の下剤で残便を洗い流すため腸管内の残便・残渣が少なくなる．

短所：レモン風味の特有の味があり，嗜好によっては飲みにくい点がある．

③マグコロールP（散剤）

使用方法：マグコロールP（100g）を水で溶解して1,800mLとし，約1.5時間かけて飲用する．この濃度で等張液となり，腸管に吸収されることなく大腸洗浄効果が期待できる．

長所：服用方法が簡単で，スポーツ飲料水のような味で飲みやすくなっている．

短所：欠点として腸管洗浄力はPEG溶液にやや劣るとされる．また腸管壁から血中にマグネシウムが吸収され，排泄が遅れ血中濃度が上昇する可能性があり，腎機能障害の受診者には使用できない．

④ビジクリア（錠剤）

使用方法：錠剤5錠を，200mLの水分（水やお茶）で15分ごとに計10回飲む．つまり，約2.5時間かけて，錠剤50錠，水分2,000mLを飲む．

長所：水，お茶，麦茶，ウーロン茶，紅茶など，好きな飲み物で錠剤を飲むことができる．PEG溶液やマグコロールPの味が合わず，飲めない受診者にも使用できる．また大腸腸管への刺激も少ない薬剤である．
短所：錠剤が大きく（16×8×6.5mm），人によっては飲みにくいと感じることがある．

4．半用量等張液法

　半用量等張液法は検査食を併用する方法で，検査前日に低残渣食やCTC用検査食を併用して，腸管洗浄剤の量を半量とする方法である．ニフレック，ムーベンの場合1,000mLを使用する．マグコロールPの場合，50gを水で溶解し，大腸内視鏡の前処置で用いる1,800mLの半量，900mLとして飲用する．
　半用量等張液法は飲用する下剤の量を減らすことができ，受診者の受容性を高めることが期待できる．等張液のため腸管に吸収されることなく大腸洗浄効果が期待でき，高張液より高い洗浄効果が得られる．またマグコロールPは前述のように，腸管へ吸収されたマグネシウムの排泄が遅延し，血中マグネシウム濃度が上昇する恐れがあるため，腎障害の受診者には用いることができない．

5．高張液法の使用薬剤と特性

1）高張液法の特徴

　高張液法（ブラウン変法）とは，腸管内の浸透圧を高くして，浸透圧の低い腸管壁から水分を腸管内に引き寄せ，残便に水分を含ませて膨張させて腸管蠕動運動を促進させ，排泄させる方法である（図32）．薬剤を溶かした溶液の服用量が少なく，受診者の体への負担が軽減できる．

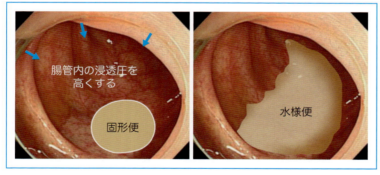

図32 高張液法の作用機序

　図33に示すように，ブラウン変法（高張液法）とは人体の浸透圧より約5倍ほど高い浸透圧（1,450mOsm/L）の腸管洗浄剤を180mL飲用させて，大腸腸管から水分を腸内に引き込んで腸内の洗浄を行うものである．等張になるまで腸管内に水分を引き込んでいく．
　対してゴライテリー法は，人体の浸透圧290mOsm/Lと等しい腸管洗浄剤を飲用させて，腸管から水分を吸収させることなく腸管内容物を洗い流し，排出させる方法である．

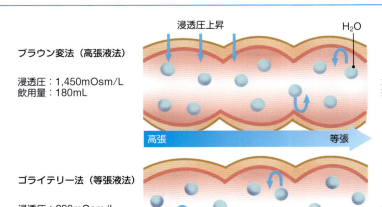

図33 ブラウン変法とゴライテリー法

2）使用薬剤

高張液法にはマグコロールPを使用する．製剤1袋（50g）を約180〜200mLの水に溶解して服用する．

①服用方法

検査前日に検査食を摂ってもらい，下剤として使用する．服用量が少なくCTC受診者の受容性は高いと考えられるが，腸管内はドライで乾きやすくなり，固形残渣がやや残りやすい傾向にある．また一般的に腸管洗浄力は等張液に劣り，他剤の併用が必要になるケースがある．

なお，マグコロールPを400mLの水に溶き，約半等張液として使用する場合がある．この場合，高張液より大腸内はウエットとなり，大腸壁への固形残渣の付着を少なくすることが期待できる．

②マグコロールPの特性

マグコロールP（堀井薬品工業株式会社）の一般名は，和名がクエン酸マグネシウム，洋名がMagnesium Citrateで，50g中にクエン酸マグネシウムを34g含有している（参考：医薬品インタビューフォーム）．

粉末製剤で，主に大腸検査の前処置として高張液に調製して検査前日に投与する前処置用の下剤である．近年，大腸内視鏡の実施件数が著しく増加し，大腸検査法が多様化するなかで検査当日に投与する前処置法が望まれたことから，等張液として投与する投与法が開発されている．

良好な腸管内清浄効果が得られ，注腸検査，大腸内視鏡などさまざまな検査に幅広く適応できる，患者受容性が良好であるといった，優れた特性を持つ薬剤である．

作用部位は小腸〜大腸で，作用機序はマグネシウムの薬理作用に基づく塩類下剤である．本剤を高張液として投与すると，その溶液は腸管内で等張となるまで体内水分を徐々に腸管内に移行させ，腸

内容積を増大させて大腸の蠕動運動を促進する．等張液として投与すると，その溶液は体内での水分移動を行うことなく腸内容積を増大させて蠕動運動を促進する．

③主な禁忌および注意事項

マグネシウム製剤であり，腎障害のある受診者には使用できない．また，中毒性巨大結腸症の患者にも，穿孔を引き起こし腹膜炎，腸管出血を起こす恐れがあることから禁忌である．

注意事項としては，等張液を投与する場合には短時間での投与は避け，腸管の狭窄あるいは便秘などで腸管内に内容物が貯留している場合には注意して投与する必要がある．投与により排便があった後も腹痛，嘔吐が継続する場合，腸管穿孔などがないかの確認が必要になる．

自宅で服用してもらう場合には，特に次の点に留意が必要である．

誤嚥すると呼吸困難，肺炎を起こすことがあるので，高齢者や嚥下が困難な受診者など，誤嚥の恐れがある患者には，特に注意を促すこと．

高張液を投与した場合，体内の水分が腸管腔に吸収され脱水状態が現れることがあるので，水を十分に摂取してもらう．

高齢者に服用してもらう場合には，特に次の点に留意が必要である．

高齢者が腸管穿孔，腸閉塞を起こすと，重篤な転帰をたどることがある．そのため，等張液を投与する場合には時間をかけて投与し，投与中は観察を十分に行い，腹痛などの異常が認められた場合には投与を中止し，原因の確認と適切な処置を行うこと．

また高齢者は生理機能が低下していることが多く，血清マグネシウム濃度の上昇や血清ナトリウム濃度の低下などの電解質異常が起こりやすいので，投与量を減量するなど注意する．めまい，ふらつき，血圧低下，嘔気，嘔吐，倦怠感などの異常が認められた場合には，投与を中止し適切な処置を行うこと．

マグコロールPの溶液は水分を腸管内に移行させて便量を増やして，軟らかくして排泄させる．通常は体内にほとんど吸収されないため乳児への影響はほとんどないと考えられるが，母乳中に移行して乳児に下痢を起こすことがあるといわれている．授乳中の受診者に使用する場合，薬が効いているとされる間は授乳を避けるほうがよいと考えられる．

受診者が授乳中である場合，当院では事前に搾乳してもらうなどして，検査前日夜の飲用から検査当日の夜12時を回るまでは，授乳を中止するよう指導している．

なお，本稿はマグコロールPの概要を解説するものである．使用にあたっては，添付文書および薬剤インタビューフォームを必ず確認のこと．

6. 併用下剤について

CTCの前処置では，大量の下剤を飲むことの負担を軽減して受診者の受容性を高めるため，高張液法を採用することが一般的であるが，前述のように腸管洗浄力は等張液法に劣り，固形残渣が残りやすい欠点がある．このため腸管洗浄効果を高めるために，併用下剤を使用するケースがある．

4 前処置下剤

第1章 前処置

1）併用下剤の種類と特性

　併用下剤には，一般的に便秘薬として使用されている薬剤が用いられる.

①塩類下剤と大腸刺激性下剤

　併用下剤として使われる薬剤には，大きく分けて緩下剤（塩類下剤：腸管壁から大腸内に水分を引き出して糞便に水分を含ませるもの）と，刺激性下剤（大腸の運動を活発にするもの）がある（表5，表6）.

②緩下剤と峻下剤

　下剤は作用の強さから緩下剤と峻下剤（しゅんげざい）に分けられる. 緩下剤は作用が穏やかな下剤で，峻下剤は作用が強めの下剤である. また作用機序から小腸刺激性下剤と大腸刺激性下剤がある.

　小腸刺激性下剤は服用後2～3時間で排便が期待できる. しかし栄養障害を起こしやすく，連用することができない. 大腸刺激性下剤は排便作用までに時間がかかるが，栄養障害が起こりにくく常用が可能である. アローゼン，プルゼニド，ラキソベロン，センナなどがあり，大腸腸管の蠕動運動を活発にし，大腸内での糞便の通過時間を短縮する（表5，表6）.

③緩下剤の作用と分類

　緩下剤は腸管内の浸透圧を上げて腸管壁から腸管内へ水分を引き出す薬剤で，浸透圧性下剤とも呼ばれる. 酸化マグネシウム（カマ），マグミット，マグラックスなどがあり，糞便の水分量を増やし，便を柔らかくして膨張させ，腸管の運動を亢進させて腸内容物（糞便）の排泄を促進する. 通常は便秘の治療薬として用いるが，腸管のX線検査時の前処置薬として，腸内容物（糞便）をなるべく完全に排泄させる目的にも用いられる.（表5，表6）.

表5　下剤のタイプ

便の量を増やすもの	便を軟らかくするもの	腸を刺激して蠕動運動を促すもの	便を滑りやすくするもの
膨張性下剤	塩類下剤	刺激性下剤	潤滑型の下剤＝浣腸
パルコーゼ／コンニャク／寒天 など	カマ（塩化マグネシウム）など	ラキソベロン／プルゼニド など	グリセリン など
自ら水分を吸って体積を増やし便の量を増やす	便に水分を取り入れ，便を軟らかくする	腸に直接作用して蠕動運動を促進する ※刺激性下剤の連用は便意を喪失させる	腸と便の摩擦をやわらげ，滑りを良くする

表6　緩下剤と刺激下剤

	分類	一般名	商品名	作用時間
緩下剤（塩類下剤）		酸化マグネシウム	カマ	2～3時間
			マグミット	2～3時間
			マグラックス	2～3時間
刺激性下剤	アントラキノン系	センナ	アローゼン	8～12時間
			プルゼニド	8～13時間
		ダイオウ	大建中湯	8～14時間
			セチロ	8～15時間
	ジフェニルメタン系	ピコスルファートナトリウム	ラキソベロン	8～17時間
		ビサコジル	コーラック	8～18時間

29

（1）粘滑性下剤：鉱油や植物油などは腸管から吸収されず，そのままのかたちで排泄され，腸管粘膜に潤滑的な効果を与え，糞便を軟らかくして排便を促す．オリーブ油，グリセリンなどがある．
（2）膨張性下剤：薬剤が腸管から吸収されず，腸管内で薬剤自体が水を吸収して膨張し容積を増大することで腸粘膜を刺激し，腸の蠕動を促進して排便を促す薬剤である（図34）．
（3）塩類下剤：腸内容物の浸透圧を高くして腸管壁へ吸収される水分を少なくし，腸管内に多量の水を貯留し，糞便を柔らかくし，水様便として排出させる．クエン酸マグネシウム，酸化マグネシウムなどがあり，特に酸化マグネシウムは緩下剤で繁用されている．酸化マグネシウムの長期間投与では，定期的に血清Mg値の計測が必要になる（図34）．
（4）刺激性下剤：腸粘膜を刺激して大腸の動きを活発にし，排便を促す薬剤である．一般的に8時間から12時間で作用する．ピコスルファートナトリウム（ラキソベロン）のほか，アントラキノン誘導体を有効成分とする生薬類，大黄，センナなどがある．
（5）浸潤性下剤：大腸内糞便から水分が吸収されるのを防ぎ，腸管表面を柔らかくして糞便への水の浸透を促し，便を柔らかくし膨張させて腸内容を増大させることで自然排便を促す．即効性があり，下剤の目的で浣腸や坐薬として用いる．グリセリン浣腸，グリセリン坐薬などがある（図35）．

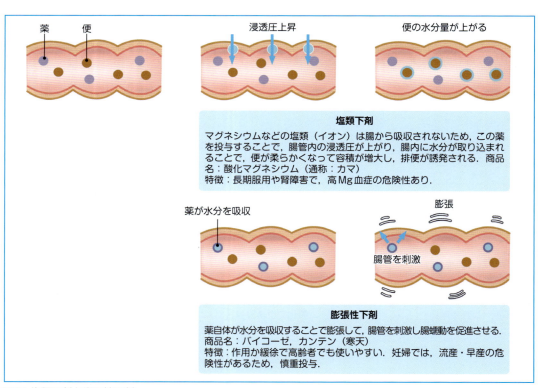

図34 塩類下剤と膨張性下剤

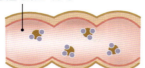
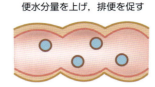

図35 浸潤性下剤

＜前処置施行時のワンポイント＞
④高齢者への注意
　直腸まで便が降りてきている直腸性便秘の場合，大腸に作用する刺激性下剤も，緩下剤も作用せず，検査前の十分な腸管洗浄効果が期待できない．寝たきりなどQOLが低下し普段より便秘が強い高齢者の前処置の場合には，直腸性便秘に注意が必要である．直腸性便秘が疑われる受診者では前処置を開始する前に直腸診を施行し，直腸に糞便が溜まり嵌入便を形成している場合には，摘便または浣腸を施行する必要がある．

⑤便秘の種類と対応
　一口に便秘といっても，表7に示すようにその種類はさまざまである．日頃から便秘傾向が強い受診者は，検査のための前処置を開始する数日前から下剤（整腸剤など）を指示医の判断で投与し，排便コントロールを必要とする場合がある．

⑥前処置で排泄がなかった場合
　通常の前処置を施行しても排泄がなかった場合は，検査当日に浣腸を用いる場合がある．
　グリセリン浣腸は油脂を構成する成分の一つで，人体に対して毒性が低く浣腸液として適したグリセリンを用いるものである．グリセリンは水とよく混ざる特性を持ち，肛門から腸内へ注入すると浸透圧によって大腸を刺激し，蠕動運動を促進させ，便を溶かし軟らかくして排泄させる．浣腸ではグリセリン原液を水で薄めた50～30％の薬剤を使用し，10～200mLが処方される．

表7 便秘の種類

機能性便秘	常習性	ストレスや食生活など生活習慣に基づくもの
	弛緩性	結腸の運動機能（腸管蠕動）が低下し，糞便の腸内通過時間が延長するもの
	直腸性	直腸に糞便が到達しても便意を起こさず排便がないもの
	痙攣性	結腸の痙れんにより排便運動が低下するもの
器質性便秘		大腸癌などの病変のため腸管の狭窄や変形を起こし排便困難となるもの
症候性便秘		糖尿病，甲状腺機能低下症，脳血管障害などの基礎疾患に伴う腸管運動低下によるもの
薬剤性便秘		抗コリン剤，向精神薬など薬剤の副作用が原因で便秘となるもの

> **column** 併用下剤
>
> 　併用下剤はその作用機序から，腸管内に水分を吸収して便の容量を増加させ，柔らかくして排泄を促す機械的下剤（緩下剤）と，腸の蠕動運動を亢進させる刺激性下剤の2種類に大きく分けられる.
>
> **非刺激性下剤（緩下剤）**
> 高繊維食による自然な排便促進作用を薬理的に行うような薬剤である.

2）併用下剤の実例

　併用下剤はCTCの前処置に必ず使用するものではない. 併用下剤を使用せずに前処置を行っている施設もあり，使用に当たっては各施設で検討する必要がある. 下記に使用の事例を示す.

①投与方法

　検査前々日の就寝前に，導入下剤として刺激性下剤（センノシドなど）や緩下剤（酸化マグネシウム，マグミット，マグラックスなど）を使用する.

　検査前日の就寝前にマグコロールP溶液の併用下剤として刺激性下剤のピコスルファートナトリウム（ラキソベロン®など）を使用する.

②ピコスルファートナトリウム（ラキソベロン，ヨーピス，ベルベロンなど）

　ラキソベロン内用液は，便秘の解消や大腸検査前処置用の併用下剤などで主に使用される医薬品で，無色透明な液体である.

　内用液に含まれる成分としては，ピコスルファートナトリウムがある. ピコスルファートナトリウムを体内に取り入れることで，大腸を刺激して便を押し出すための腸管の蠕動運動を促進させる. 他に大腸内の水分を保持してくれる作用もある.

③ラキソベロン滴数による投与について

　ラキソベロンは液体の薬剤であるが，表8に示す「滴剤型下剤DA-1773（ラキソベロン®）の臨床治験」では，滴数による薬剤の作用効果について記載がある. 受診者の日常の排便状態に応じて滴数を決定して使用し，下剤の過剰投与による体への負担を軽減した使用方法が選択できる.

表8 ラキソベロンの服薬滴数と翌日の排便状況

排便状況 投与量（滴）	排便の有無		排便率（%） 排便有りの回数 / 投与回数
	有（回）	無（回）	
5〜7	11	4	73.3
8〜10	106	19	84.8
11〜13	91	10	90.1
14〜16	67	7	90.5
17〜19	25	1	96.2
20〜22	41	3	93.2
23〜	5	5	50.5

赤坂裕三ほか. 滴剤型緩下剤DA-1773（ラキソベロン®）の臨床治験-Pilot studyとして-. 新薬と臨牀. vol.26, no.3, 429-33, 1977

4 前処置下剤

第1章 前処置

この治験データをもとに，以下のように使用滴数が決定されている（筆者の経験による事例）．

【排便】
A：1日3回以上　B：1日1回　C：2〜3日に1回　D：4日以上の排便間隔がある

【ラキソベロン使用滴数】
A：0滴　B：15滴　C：20滴　D：30滴

PART 5 前処置に伴う注意点と実例

1. 受診者が日常服用している薬剤について

1）整腸剤の働きと注意点

　腸内には多種多様な細菌（腸内細菌）が生息しており，その集団を腸内菌叢という．集団の様子が植物が群生しているようにみえることから，腸内フローラともいわれる．腸内細菌には大きく善玉菌，悪玉菌，どちらにも属さない日和見菌があり，何らかの原因でこのバランスが崩れ異常を来すと，下痢や便秘などの消化器症状が現れる．整腸剤は乳酸菌などを含む製剤で腸内細菌の環境を整える作用があり，投与することで下痢，便秘，腹部膨満などの消化器症状を改善する．

> **column　善玉菌と悪玉菌**
>
> 　腸内環境を整え，体に良い働きを持つ菌を善玉菌といい，体に悪い働きを持つ菌を悪玉菌という．ストレスや食生活の乱れなどで腸内環境が悪くなり悪玉菌が増殖すると，下痢や便秘，腹痛などの症状が現れる．

①ミヤBM

　主に下痢のときに処方される整腸剤である．成分は宮入菌という酪酸菌．酪酸菌は酪酸という酸性物質を生成することで悪玉菌を減少させて腸内環境を整える．

②ビオフェルミン

　ビオフェルミンは善玉菌の乳酸菌を発生し，腸内環境を整える整腸剤である．腸内環境がアルカリ性に傾くと悪玉菌が発生しやすくなるが，乳酸や酪酸は腸内を酸性にする働きがあり，腸内環境を良好な状態にし，下痢や便秘を改善する．

　整腸剤を使用するうえでの注意点は，抗生物質との併用である．たとえば乳酸菌は抗生物質の使用により死滅するため，抗生物質に対して耐性を持つビオフェルミンR錠を用いる．

2）日常服用している薬剤の休薬について

①大腸に水分を引き出す下剤

　日頃から便秘があり，下記に示すような緩下剤（便に水を含ませ柔らかくする）を処方されている受診者は，当院では前処置開始前々日まで服用可能としている．

　パントマイシン，酸化マグネシウム，アミティーザ，セチロ配合錠，大建中湯

②大腸から水分を奪う整腸剤

　日頃から大腸内の水を取り除く作用，整腸作用のあるものを服用している場合，当院では前処置開始前々日から服用を中止している．

　五苓散，イリボー，ポリフル，ミヤBM，ビオラクチス（乳酸菌）

　整腸剤（ラックビー，ビオフェルミン）

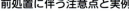

2. 前処置時の工夫

1）便秘が強い受診者への緩下剤の事前投与

　3日以上便秘が続いていると，糞便の水分が再吸収されて便が固くなり，通常のCTC前処置に使用する下剤では，十分な排便が期待できない可能性がある．検査予約時に日常の排便状態を問診し，日頃から3日以上の便秘傾向があり，便秘薬（緩下剤や整腸剤）を使用していない受診者には，主治医の指示により前処置1週間ほど前から緩下剤（酸化マグネシウム：カマ，マグミット，マグラックスなど）を投与し，腸内の水分量を増やし排便状態を整えておく場合がある．

> **column　便秘とは**
> 3日以上排便がない状態や，毎日排便があったとしても残便感があるような状態を便秘という．

2）夏場の水分の増量

　人体の約6割は水分でできていて，食生活の習慣により慢性的な水不足になりがちである．特に汗をかく夏場は体内の水分を失いやすく，脱水状態になりやすくなる．人の体からは汗や尿，呼吸などによって水分が出ていくが，エアコンの効いた場所ではいつも以上に水分が奪われる．特に夏季はこまめに水分補給をする必要がある．

　脱水傾向になると，硫酸バリウム（コロンフォート）でタギングされた残便が大腸内で液状から固形になりやすくなる．図10（→p.13）のように大腸壁にタギングされた残便の付着が多くなると，詳細な大腸解析の妨げになり，解析時間も余計にかかってしまう．夏場はコロンフォート飲用後の水分を200mLから400mLに増やすことや，検査前日1日を通しての水分摂取量を多くする工夫が必要になる．

　当院ではCTCの前処置において，前処置開始2日前からこまめに水分を摂取するよう受診者にお願いしている（目標は1日1,000mL以上）．大腸検査前から水分を多く摂り，体の中に補給することで，塩類下剤（マグコロールPの高張液）使用時により多くの水分を大腸に取り込んで下剤の効果を高め，より良好な前処置にすることが期待できる．特に体から水分が奪われやすい傾向のある夏場は，より多くの水分をしっかり摂取して前処置に臨むことで水様便を形成しやすくなり，良好な前処置とすることができる．

3. タギング法・ノンタギング法の実際

1）タギング法の具体例：午前検査法，午後検査法

　図36に，添付文書に沿ったコロンフォートの服用タイミングを示す．

　午前に検査を行う場合は，検査前日，毎食後にコロンフォートを服用し，200mL以上の水またはお茶を飲用する．

　午後から検査を行う場合は，検査前日の昼食からコロンフォートを飲用し，検査当日の朝に最後の1本を服用する．

午後に検査を行う場合に，前日朝食から3食でコロンフォートを服用すると，体内での滞在時間が長くなりタギングされた残便が固形化しやすくなり，大腸壁に固形残渣が付着しやすくなるため，前日昼食からの服用をお勧めする．

　図37にタギング法の前処置の具体例を示す．

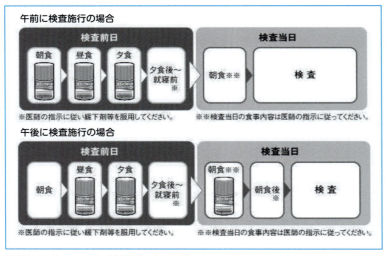

図36 コロンフォートの服用タイミング

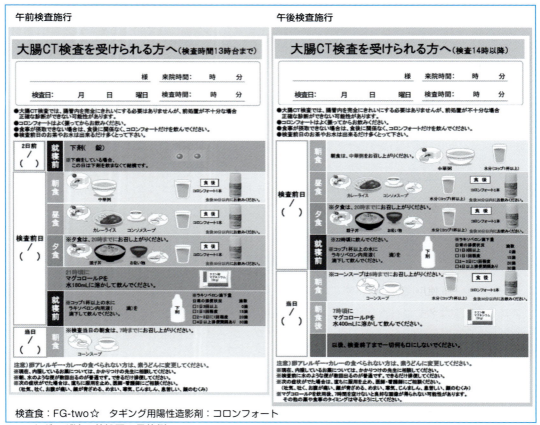

検査食：FG-two☆　タギング用陽性造影剤：コロンフォート

図37 タギング法の前処置の具体例

2）ノンタギング法の具体例

図38に，ノンタギング法の前処置の具体例を紹介する．前述のようにノンタギング法では残便に色付けをしないため，良好な水様便を形成し，残便の腸管壁への付着を極力なくす必要がある．

そのため，タギング法に比べて下剤の量を増やす，また下剤の飲用タイミングを考えるなど，より厳密な前処置が必要になる．図38は午前検査法であるが，マグコロールPの飲用を検査当日の朝としている．

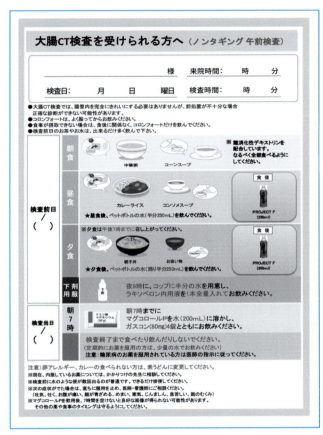

図38 ノンタギング法の前処置の具体例

3）タギング法・ノンタギング法における注意事項

CTCの前処置の組み立てには，それぞれの施設での工夫と検討が必要になるが，大切なことは次の通りである．

①コロンフォート使用タギング法

コロンフォート使用タギング法では，できる限り二層化したり不均一とならないような組み立てが必要となる．またタギングは良好でも固形残便が多量に腸管壁に付着していると解析時間が余計にかかり，検査精度も低下するため注意が必要である．

②ノンタギング法

ノンタギング法では，マグコロールPを使用する場合，1,800mLの等張液や半量等張液の900mLの下剤を使用するなど腸管洗浄力を高めることや，図38のようにマグコロールPの飲用時間を検討するなど，腸管壁への固形残渣の付着を減らし，偽陽性（残便を病変と診断すること）を減らす必要がある．

4．気泡による読影障害の除去〜ガスコン錠・ガスコンドロップの使用

気泡が発生した部分はポリープなどの病変が確認しづらくなり，偽陰性（病変を指摘できず見逃してしまうこと）を増やす原因になる．そのため，前処置に泡消し剤（ガスコン錠やガスコンドロップ）を使用する場合がある．

ガスコン錠（キッセイ薬品工業株式会社）は1錠中に主成分としてジメチコンを40mg含有しており，薬価は1錠あたり5.6円と安価である．

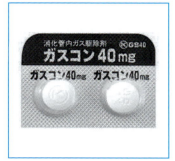

図39 ガスコン錠40mg（キッセイ薬品工業株式会社）

1）泡消し剤の効果

腸管内のガスを体外へ排泄しやすくする作用があり，胃内視鏡検査における胃内有泡性粘液の除去，腹部X線検査における腸内ガスの駆除に用いられる．

2）泡消し剤の使い方

腹部X線検査時：検査3〜4日前から，通常，成人は1回主成分として40〜80mgを1日3回，食後または食間に服用する．

胃内視鏡検査時：検査15〜40分前に，通常，成人は1回主成分として40〜80mgを約10mLの水とともに服用する．

3）CTCの前処置と泡消し剤の使用

一般的に大腸内視鏡検査の前処置に使用する等張液（ニフレック，マグコロールP，モビプレップなど）には，ガスコンドロップ内用液を加えて腸管内での泡の発生を抑制する．

CTCでは受診者が自宅で前処置を行うのが一般的である．自宅で高張液（マグコロールP）や等張液（ニフレック，マグコロールP，モビプレップなど）を飲用するが，ガスコンドロップ内溶液には1回での使い切りに相当する製品がない．ガスコンドロップ内用液を小分けの容器に入れ替えて受診者に渡している施設もあるようだが，日持ちの保証がなく，かつ空気に触れて不衛生になると考えられる．

筆者の経験では，持ち歩きが可能なガスコン錠を泡消しに使用し，良好な成績が得られている．ガスコン錠40mg 2〜4錠を前日夜の下剤の飲用時に一緒に飲むことで，良好な泡消し作用となる．使用に当たっては，保険適用がないため自費扱いまたは施設の持ち出しとなるが，1錠あたりが安価なため使用しやすい薬剤である．

5．特殊な事例での前処置

1）腎障害のある受診者への前処置

前述のように，腎機能が低下している受診者に対しては，マグコロールP（酸化マグネシウム製剤）は使用できない．使用できる製剤は，ムーベン，ニフレック，モビプレップなどになる．図40に腎障害がある受診者への前処置の例を示す．

禁忌事項

クレアチニン・クリアランス（Ccr）30mL/min以下および推算糸球体濾過量（eGFR）30mL/min/1.732以下の受診者には、マグコロールPの使用は避けた方がよい（筆者が在籍した医療機関で定めた参考基準値）．

（参考文献：中村孝司ほか．MG-P（クエン酸マグネシウム製剤）等張液を用いた大腸内視鏡検査前処置法の評価．新薬と臨牀．vol.45, no.3, 693-708, 1996）

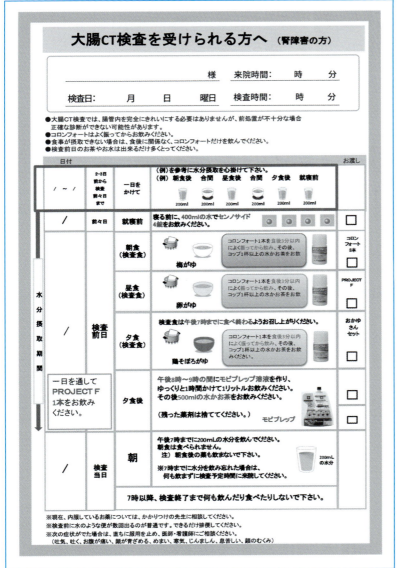

図40 腎障害がある受診者への前処置の例

> **column** クレアチニン・クリアランス（Ccr：creatinine clearance）とは
>
> 　老廃物を含む血液は腎臓の中の糸球体（糸球のように集まった毛細血管）で濾過されるが，その糸球体が1分間にクレアチニンを含む老廃物を何ミリリットル濾過できるかを調べる検査である．

2）大腸内視鏡施行後のCTCタギング法

　大腸内視鏡で進行癌などの所見があった場合に，同日検査で内視鏡後にCTCを行う場合がある．内視鏡後にCTCを行うことで，病変の性状や大腸での正確な位置，深達度予測を行うことができる．また内視鏡では口側からの観察ができないため，襞裏の病変の観察も可能になる．進行癌の場合は病変から口側に内視鏡を挿入することが困難な場合もあり，到達できない部分の観察を目的にCTCが行われる場合もある．

　内視鏡でできる限り残液を吸引して，残液を少なくした状態でそのままノンタギングでCTCを行う場合がある．また病変の口側に内視鏡が挿入できず，残液の吸引が十分できない場合は，ガストログラフインを使用してタギング法で行われる場合がある．

　この場合の前処置は，マグコロールP 50gを250mLの水で溶解して溶液を作成する．この溶液にガストログラフイン40mLを加えてさらに撹拌し，ガストログラフイン入りマグコロール溶液を作成する．そして受診者に追加下剤として服用してもらう．筆者の経験では，通常，飲用後1時間程度で便意が起こり排便がある．

　追加したマグコロール溶液が直腸まで到達した目安となる．さらに3〜4回排便があったところで，CT装置でテストスキャンを行う．このとき追加下剤が直腸まで到達し，タギングが良好に形成されていることが確認できれば十分なため，低線量撮影で大腸全体の撮影を行う．ここでタギングが良好であればCTCを実施する．以上により，大腸内視鏡後のCTCでもタギング法を用いた撮影が可能となる．

3）とろみ剤を使用した前処置の組立

　午後検査法の場合は特に，硫酸バリウムの服用から検査までの時間経過が長くなるため，保険適応外の使用であるが，コロンフォートを下剤と混ぜて服用する場合がある．この場合，時間経過とともにバリウムが分離し，二層化する可能性がある．これを防ぐために下剤にとろみ剤を加え，とろみの付いたコロンフォート入り下剤とすることで，腸管内での硫酸バリウムの二層化をある程度防ぐことができる可能性がある．

　高齢者や嚥下障害がある方の食事の際に活躍するのが「とろみ剤」である．食べ物や飲み物に溶かすだけでとろみが付き，飲み込みやすく，むせにくくなる．とろみ剤にはたくさんの種類と特性があり，使用量もさまざまである．使用する場合には，比較検討のうえ，施設に合ったとろみ剤を選択していただきたい．

4）検査当日の薬の服用について〜糖尿病，高血圧など

①糖尿病

　受診者が糖尿病の治療薬（経口糖尿病薬，インスリン自己注射）を使用している場合は，注意が必要になる．主治医の指示に従うように注意する．

　当院では，経口糖尿病治療薬を服用している場合，検査当日の朝は絶食のため，薬の服用を中止してもらう．インスリン自己注射をしている受診者は，検査当日の朝は注射を中止する．その他，筆者の経験から，検査当日の朝，即効性タイプの糖尿病治療薬は休薬し，持続性タイプの糖尿病治療薬は休薬せずに服用してもらう場合がある．

②高血圧

　一般的に炭酸ガスを注入した際に良好に腸管が拡張するよう，また受診者の苦痛感を軽減するため，腸管の蠕動運動を抑える薬（抗コリン剤：ブスコパンなど）を筋注として使用する．主治医の指示によるが，血圧が高いと抗コリン剤を使用できない場合があるため，高血圧の治療薬は必ず，検査当日の朝も少量の水で服用してもらっている．

　心臓病，緑内障（眼圧高値），甲状腺疾患，前立腺疾患のある受診者にはブスコパンを使用できないが，代用としてグルカゴンを使用する場合がある．

　筆者の経験から，ブスコパンは筋注から3分ほどで効果が発現し，腸管の蠕動運動を抑えるが，グルカゴンは効果発現までに時間がかかり，筋注施行後10分経過してから炭酸ガスの注入を開始し，良好な腸管拡張を得ている．

5）ガスモチンの利用と効能

　ガスモチン錠は，主に胃や腸の働きを活発にさせる働きがあり，慢性的な胃炎による胸やけや吐き気などの症状の緩和や，腸の動きが鈍っているために起こる便秘や腹満感などの解消に用いられる．また，注腸検査の前処置にも補助的に使用されることがある．検査前日に飲む塩類下剤（高張マグコロール溶液）などと一緒に処方され，ガスモチンを使って腸を活発に活動させることで便の排出を促進する．

　CTCの前処置では，検査食を食べた後にコロンフォートと水を飲み，胃の蠕動運動で食物とバリウムが均一に混ざるようにするが，食物と硫酸バリウムの混和を促進するために，ガスモチンを一緒に服用する場合がある．また高張下剤服用時に一緒に服用し，排便を促進す場合もある．必ず使用する薬剤ではないが，CTCの前処置を組み立てる際に使用を検討するのも一つの方法と考えられる．

6）理解度が低下した高齢者に対する前処置の留意点

　高齢者で前処置の進め方がしっかり理解できない受診者の場合は，家族や身近な人に検査食やコロンフォート，下剤の管理をしてもらう必要がある．受診者が高齢者の場合，付添いの人がいることが多いので，その人にも前処置の進め方を理解してもらよう丁寧に説明する．

　当院では入院施設があるため，理解度が低下した受診者で自宅で前処置を介助できる人がいないときには，検査前日から準備のため入院してもらい，看護師の管理の元に前処置を施行する場合がある．

まとめ

CTCの前処置を組み立てる際に必要となる事項について，できるだけ詳しく述べてきた．

タギングに使用する陽性造影剤，特に保険適用で使用できるコロンフォートの特性をよく知り，理解したうえで使用することがよい前処置につながる．

また検査食は，良好な水様便を形成するために，難消化性デキストリンを多く含むCTC用検査食の使用が理想的であるが，受診者の嗜好などを考慮し，各施設で適した検査食を使用していただくのがよいと思われる．

CTCでは受診者の負担を軽減できる高張液法を用いた前処置がよいと考えているが，併用下剤の検討が必要になる．過剰な薬剤使用とならないよう注意が必要である．

下剤などの薬剤の使用に関しては，起こり得る副作用についてしっかり理解することが必要になる．またCTCの前処置では，受診者へ説明を実際に担当するコメディカル（診療放射線技師，看護師，事務スタッフなど）の説明の仕方，テクニックが，前処置の良否を大きく左右する．受診者への説明には時間もかかるが，説明担当者には検査精度，診断精度に大きく関わるポジションを担当していることを理解して従事していただければ幸いである．

---

point 1　コロンフォートの使用

コロンフォートの使用に当たっては，

- 飲用時に水分摂取量のコントロールが必要
- 夏季はより多くの水分摂取が必要
- 併用下剤の使用について検討
- コロンフォートの服用は，添付文書に沿った「検査前3回，毎食後飲用」が理想的である

体内でのバリウム滞在時間が長くなると水分が奪われ，固形残渣となりやすい．固形残渣の大腸粘膜への付着を防ぐには，併用下剤の応用以外に，バリウムを飲用するタイミングをコントロールする必要がある．

参考文献

1）松田勝彦ほか．大腸検診の前処置のポイント．インナービジョン．vol.31, no.10, 2016
2）國枝栄二ほか．当院におけるCT colonography（CTC）前処置改良への取り組み．インナービジョン．vol.29, no.1, 2014
3）社会医療法人社団高野会高野病院．IBDの栄養療法．高野病院．https://www.takano-hospital.jp/support/disease/disease03/disease0312.html，参照2018年7月7日
4）一目瞭然・とろみ剤ランキング．http://www.ichitorozai.com/#rankingtop，参照2018年7月8日
5）株式会社フリービットEPARKヘルスケア．くすりの相談室．https://kusuri-soudan.com/biofermin-5940/#i，参照2018年7月12日
6）Liberty Chiropractic．便秘解消ナビ．http://www.benpi-navi.jp/page/01/009/，参照2018年7月12日
7）Unicharm Corporation．排泄ケアナビ．http://www.carenavi.jp/jissen/ben_care/problem/problem01.html，参照2018年7月12日
8）読めばなるほど！【知って得する豆知識】．https://読めばなるほど.com/archives/2013.html，参照2018年7月12日
9）Mayado Pharmaceutical Co.,Ltd..　便秘の解消に．https://www.mayado.jp/library/constipation/warming-stomach.html，参照2018年7月12日
10）Otsuka Pharmaceutical Co., Ltd..　難消化性デキストリン．https://www.otsuka.co.jp/health-and-illness/fiber/about/type/dextrin/，参照2018年7月12日
11）【薬剤師おすすめ】整腸剤を症状に合わせて選ぶ！．https://root-feel.com/benpi1/benpi-probiotics/，参照2018年7月12日
12）見て！わかる！病態生理と看護．下剤の種類と特徴．http://www.hanakonote.com/kusuri/laxative.html，参照2018年7月15日

第2章

腸管拡張～検査の流れ

1 腸管拡張

2 検査方法

3 鎮痙剤使用について

PART 1

腸管拡張

　CTCにおいて，腸管のガス拡張の状態は検査精度に影響を与える要因の一つである．ガス拡張不良により，小病変の評価が困難となるうえに，解析・読影時間にも影響を与える．

　本邦では，2011年8月に炭酸ガス自動送気装置が薬事承認され，現在では4社から販売されている．炭酸ガス自動送気装置は，炭酸ガスの送気量と圧力を自動で制御し，送気を行う装置で，設定した圧力を一定に維持することで，安定した大腸の拡張を保持することが可能である．腸管で吸収されやすい炭酸ガスを用いることで，検査後の不快感を軽減させることができる．

　また，炭酸ガス自動送気装置については各社の特徴があるため，それらを理解したうえで腸管拡張を行うことが重要である．

　以下に各社製品を紹介する．製品名，製造販売業者・販売業者は添付文書に記載のものを掲載する．（掲載順不同）

・プロトCO2L®（プロトCO2Lカテーテルセット）
　製造販売業者：アシスト・ジャパン株式会社

・エニマCO2®（エニマCO2カテ）
　製造販売業者：九州クリエートメディック株式会社
　販売業者：堀井薬品工業株式会社

・炭酸ガス送気装置KSC-130®
　製造販売業者：株式会社杏林システマック

・炭酸ガス注入装置GEN2®
　製造販売業者：バイエル薬品株式会社

PART 2 検査方法

筆者の施設での検査手順は図1の通りである．

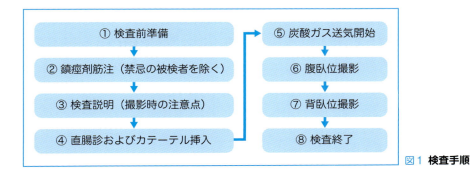

図1 検査手順

1. 実施内容とポイント

以下，当施設の手順に従って，実施内容と腸管拡張のポイントを解説する．

①検査前準備
検査前準備として，排便と更衣後，看護師による問診を実施する．

②鎮痙剤筋注
撮影室入室後に禁忌の被検者を除き，鎮痙剤のブスコパン®注20mg（ブチルスコポラミン臭化物）を筋注する．

③検査説明
鎮痙剤筋注後，撮影担当の診療放射線技師によって，

- 検査の流れ，
- 炭酸ガスによる大腸の拡張，
- 撮影時の息止め，
- 体位変換など，

撮影時の注意点を説明する．

④直腸診およびカテーテル挿入
左側臥位にて消化器内科の医師による直腸診を実施し，肛門から炭酸ガス自動送気装置専用直腸カテーテルを挿入する．カテーテル先端のバルーンを拡張し，肛門から抜けにくい状態にする．

⑤炭酸ガス送気開始
鎮痙剤筋注から約5分後に，設定圧力18mmHgにて炭酸ガスの送気を開始する．左側臥位にて右下腹部（バウヒン弁付近）に触れ，炭酸ガスによる拡張を確認しながら，ガス注入量800～1,000mLを目安に背臥位へ体位変換する（S状結腸～下行結腸の拡張が目的）．

> **point 1**
>
> 　早い段階で設定圧に達して送気が停止してしまった場合，設定圧を徐々に上げて送気する．ただし，被検者の腹痛がないことが第一条件！
>
> 　反対に，被検者が腹痛を訴える場合には，設定圧を下げて対応する！

⑥腹臥位撮影（1体位目）

　ガス注入量1,800～2,000mLを目安に，背臥位から左側臥位を経由し腹臥位へ体位変換し，腹臥位にて撮影を実施する．腹臥位専用マットなどを使用して腹圧を軽減させ，特に横行結腸とS状結腸が押し潰されないように注意する必要がある．

> **point 2**
>
> 　1体位目の撮影後，再構成されたaxial画像にて拡張不良部位の有無を確認し，拡張不良部位があった場合は追加撮影を考慮する！

⑦背臥位撮影（2体位目）

　腹臥位から左側臥位を経由し，背臥位へ体位変換する．体位変換時のみ，送気を一旦停止する．送気を再開し，背臥位にて撮影を実施する．

　腹臥位および背臥位にて拡張不良部位を認めた場合，拡張不良部位によって右側臥位または左側臥位にて追加撮影を行う．

> **point 3**
>
> 　S状結腸～下行結腸の拡張不良を認めた場合は，右側臥位を追加撮影．
>
> 　上行結腸～盲腸の拡張不良を認めた場合は，左側臥位を追加撮影．
>
> 　横行結腸は背臥位にて良好な拡張が得られることが多い．

⑧検査終了

　撮影完了後，まずカテーテルを炭酸ガス自動送気装置から外し，脱気する．その後，肛門からカテーテルを抜去する．

2. 参考：拡張良好例と拡張不良例

　腸管拡張が適切に行われているか否かの参考として，拡張良好例を図2・図3に，拡張不良例を図4・図5に示す．

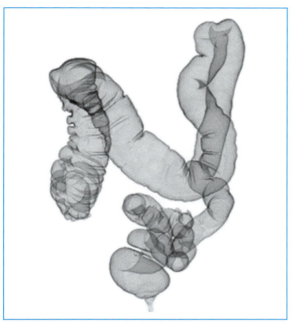
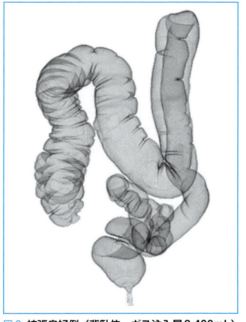

図2 拡張良好例（腹臥位　ガス注入量2,000mL）

図3 拡張良好例（背臥位　ガス注入量2,400mL）

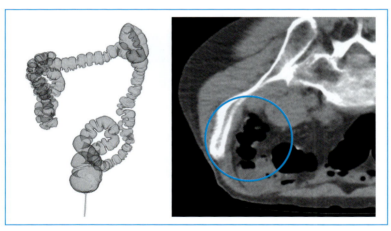

図4 拡張不良例（腹臥位　ガス注入量1,600mL）

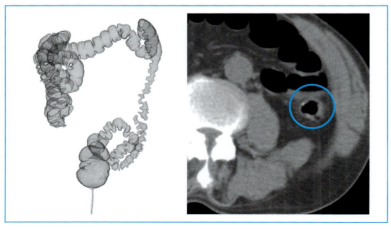

図5 拡張不良例（背臥位　ガス注入量2,000mL）

PART 3 鎮痙剤使用について

　岡崎市医師会では，注腸検査や大腸内視鏡検査に順じて，ブスコパン®を使用している．
　スクリーニングでCTCを実施した94例のうち，鎮痙剤使用例は48.9％（46例），鎮痙剤不使用例は51.1％（48例）であった（図6）．
　読影医師による判定結果において，鎮痙剤使用例での拡張良好例は80.4％（37例），拡張不良例は19.6％（9例）であった（図7）．鎮痙剤不使用例での拡張良好例は41.7％（20例），拡張不良例は58.3％（28例）であった（図8）．
　良好な腸管拡張を得るためには鎮痙剤の使用を推奨するが，禁忌の被検者も多数いるため，使用については各施設で慎重に検討し，判断していただきたい．

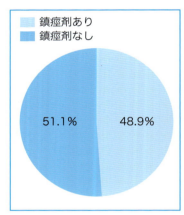

図6 鎮痙剤使用有無の割合（n＝94）

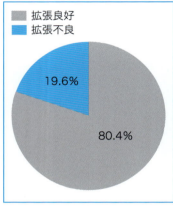

図7 鎮痙剤使用者の拡張良好・不良の割合（n＝46）

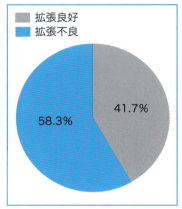

図8 鎮痙剤不使用者の拡張良好・不良の割合（n＝48）

参考文献
1）プロトCO2L® 添付文書
https://www.info.pmda.go.jp/downfiles/md/PDF/112202/112202_22300BZX00344000_A_03_01.pdf
2）エニマCO2® 添付文書
https://www.info.pmda.go.jp/downfiles/md/PDF/340908/340908_225ACBZX00016000_A_01_02.pdf
3）炭酸ガス送気装置KSC-130® 添付文書
https://www.info.pmda.go.jp/downfiles/md/PDF/230637/230637_224ABBZX00135Z00_1_01_01.pdf
4）炭酸ガス注入装置GEN2® 添付文書
https://www.info.pmda.go.jp/downfiles/md/PDF/630004/630004_224AABZX00184000_A_01_01.pdf

第3章
撮影条件

1 CTCを最適な撮影条件で行うポイント

2 [実測] 撮影条件と線量との関係をみてみよう！

3 その他の撮影条件パラメータの選択

4 撮影条件まとめ（目安）

PART 1

CTCを最適な撮影条件で行うポイント

　CTCは大腸の異常所見を検出することを目的とした検査であるが，CTCの検査と同時に腹部から骨盤にかけての異常所見も合わせて検出しているケースが多くみられる．肝臓や腎臓，膵臓といった実質臓器には，低コントラストの識別を要する異常所見が数多く存在するため，ノイズの少ない画像が求められる．さらに骨盤部においては，厚い骨組織にX線が吸収されることから，深部の画質を担保するためにも一定の線量を必要とする．このようなことから，腹部全体の異常所見を検出する目的があれば，むやみに撮影条件を低く設定することは控えたほうがよい．

> **point 1** 異常所見の検出範囲を対象の診療科と明確にしよう！
>
> ① 大腸を含めた腹部から骨盤部にかけての異常所見を検出
>   表1：腹部〜骨盤部の撮影条件[1]
> ② 大腸のみの異常所見を検出
>   表2：CTCの撮影条件[1]

表1 腹部〜骨盤部の撮影条件

撮影条件	推奨
管電圧（kV）	120
線量（mAs）	CT-AEC SD10〜12程度（標準関数5mmスライス厚の場合）
スキャンスライス厚	0.5〜1.25mm
スキャン（回転）時間	0.5〜1.0秒
総スキャン時間	15秒以内
診断参考レベル（DRLs2020）	CTDIvol 18mGy　DRL 880mGy·cm　（標準体格は体重50〜70kg）

　一方で，ACR（American College of Radiology）のCTCガイドラインのように，6mm以上の大腸腫瘍性病変を検出することを目的とした場合では低線量化は必須とされており，腹部から骨盤にかけてのCTと比較して半分から4分の1程度が推奨されている[2]．

表2 CTCの撮影条件

撮影条件	推奨
管電圧（kV）	120
線量（mAs）	CT-AEC SD20以下（体幹部標準関数5mmスライス厚の場合）
スキャンスライス厚	0.5〜1.25mm
スキャン（回転）時間	0.5〜1.0秒
総スキャン時間	15秒以内
コメント	スクリーニング検査のため，可能な限り被ばく線量低減に努める

> ## point 2 ▶ CTCの低被ばくに欠かせない機能を活用しよう！
>
> - CT-AEC（CT-auto exposure control：自動露出機構）
> - 逐次近似（応用）再構成法

1. CT-AEC（CT-auto exposure control：自動露出機構）とは?

CT-AECとは，位置決め撮影画像または直前の投影データを基に被写体のX線透過度を推定し，X線出力（主に管電流）を自動的に変調する機構である．CT-AECの機能はいくつかのタイプに分類される．

- Patient-size AEC：管電流を被検者間のサイズに応じて自動的に変調
- Z-axis AEC：被検者の各スライス位置のサイズに応じて変調
- XY AEC：各スライス断面の形状に応じて回転角度ごとに変調
- XYZ（3D）AEC：3つの機能をすべて組み合わせて変調

また，再構成画像の画質設定機能には，ユーザー側が画像ノイズに由来する数値を撮影時に入力する方式と，CT装置側が位置決め画像から被写体サイズを推定して自動的に決定する方式がある[4]（表3）．
腹部領域では，横隔膜から肝臓領域および骨盤領域でX線出力を要するため，CT-AECを使用しない場合，高出力領域を基準として腹部全体を撮影することとなる．比較的周囲に脂肪が多く，炭酸ガス（エア）で拡張された腸管が混在する腎臓周囲で，CT-AECは効果的にX線出力を下げることができる（図1）．

表3 主要CT装置メーカーのCT-AEC機能一覧

主要メーカー	名称	Patient size AEC	Z-axis AEC	XY AEC	XYZ (3D) AEC	設定方法
キヤノンメディカルシステムズ	Real-EC	○	○	-	-	ノイズレベルを"SD"で設定
	Volume-EC	○	○	○	○	
GEヘルスケア・ジャパン	Smart mA	-	-	○	-	Standard関数のノイズレベルを"Noise Index"で設定
	Auto mA	○	○	-	-	
	3D mA	○	○	○	○	
シーメンスヘルスケア	CARE Dose	-	-	○	-	被検者サイズで"mAs"が決定
	CARE Dose 4D	○	○	○	○	標準体型サイズを基準に"Quality reference mAs"で設定
フィリップス・ジャパン	ACS	○	-	-	-	標準体型サイズを基準に"Reference mAs"で設定
	D-DOM	○	○	-	-	
	Z-DOM	○	-	○	-	
	3D-DOM	○	○	○	○	標準体型サイズを基準に"Dose Right Index"で設定
富士フイルムヘルスケア	IntelliEC SD	○	○	○	○	ノイズレベルを"target SD"で設定
	IntelliEC CNR	○	○	○	○	標準体型サイズを基準に"Reference SD"で設定

村松禎久，池田秀，大沢一彰ほか．CT用自動露出機構（CT-AEC）の性能評価班報告書．日放技学誌．vol.63, no.5, 534-45, 2007から一部抜粋し改変

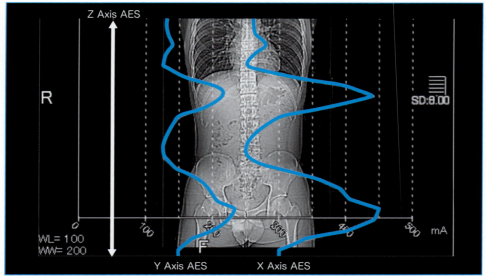

図1 キヤノンメディカルシステムズの腹部領域におけるCT-AEC

2. 逐次近似（応用）再構成とは？

　CTの画像再構成は通常，フィルター補正逆投影（filter back projection：FBP）法がこれまで主流とされてきたが，近年被ばくへの関心が高まっており，逐次近似再構成（iterative reconstruction：IR）法が広く利用されている．逐次近似再構成法は，再構成画像から得た投影データと実際の投影データを比較し，その誤差が最小となるよう繰り返し再構成を行う際に拘束条件を加えてノイズ低減などの処理を行う．また，再構成された後の画像の繰り返し演算でノイズ低減を行うものについては，hybrid再構成法や逐次近似応用再構成法として区別される．

　FBP法と比べて逐次近似再構成法には以下のような利点がある．
- 高いノイズ低減効果→低被ばくにつながる
- アーチファクト低減効果

　逐次近似再構成法は画質を損なわず低被ばくが実現できることから，CTCでは重要なツールとなる．また，CTCで対象となる腹部には骨盤があり，厚い骨組織で覆われている領域のため，高吸収によるアーチファクトの影響が大きい．この逐次近似再構成法はこのようなアーチファクトの低減効果も期待できることから，使用するCT装置に搭載されていれば可能な限り使用することをおすすめする[3]（表4）．さらに最近では，ディープラーニングによるAI技術を活用した新画像再構成法も次々にラインナップされている．

表4 主要CT装置メーカーの逐次近似再構成の名称一覧

主要メーカー	逐次近似応用再構成 (Hybrid-IR)	逐次近似再構成 (Full-IR)	新画像再構成法
キヤノンメディカルシステムズ	AIDR 3D	FIRST	AiCE
GEヘルスケア・ジャパン	ASiR, ASiR-V	Veo/MBIR	True Fidelity
シーメンスヘルスケア	SAFIRE	ADMIRE	
フィリップス・ジャパン	iDose4	IMR	Precise Image
富士フイルムヘルスケア	Intelli IP	―	IPV

PART 2 [実測] 撮影条件と線量との関係をみてみよう！

検証1 本邦で広く使用されているマルチスライスCTで測定

使用装置：Aquilion CXL　64列マルチスライスCT（キヤノンメディカルシステムズ）
対象：CTCファントム　NCCS型（京都科学）
　　　評価は骨盤領域に設置した陥凹型Ⅰで実施
線量評価ソフト：CT被ばく線量評価WEBシステム WAZA-ARIv2

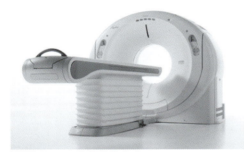

（キヤノンメディカルシステムズ関連HPより）

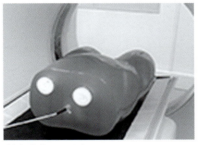

（京都科学HPより）

陥凹型Ⅰ：高さ固定（単位mm）

a：外径	b：内径	c：高さ
Φ10円形	Φ5円形	1
Φ7円形	Φ3.5円形	1
Φ5円形	Φ2.5円形	1
Φ3円形	Φ1.5円形	1
Φ2円形	Φ1円形	1
Φ1円形	Φ0.5円形	1

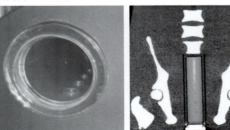

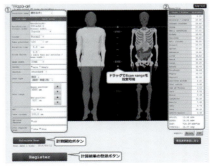

（https://waza-ari.nirs.qst.go.jp/index.html より）

第3章 撮影条件

1）検証方法

① CT装置にてCTCファントムを各撮影条件にて撮影

② CT被ばく線量評価WEBシステム（ユーザー登録必須）にて必要条件を入力

③ 上記システムにて算出された線量情報を入手

④ CTC解析用のワークステーションにて各撮影条件の画像を評価

⑤ 各撮影条件下にて逐次近似応用再構成（hybrid-IR）から得られた画像を再評価

2）検証結果

各撮影条件と得られた線量情報をみてみよう！（表5）

表5 **各撮影条件における線量評価（Aquilion CXLの例）**

プロトコル	CT被ばく線量評価WEBシステム WAZA-ARIv2				各種条件（AquilionCXL）								
	CTDI-vol	DLP	ED103 ※1	ED60 ※2	CT-AEC	管電圧	回転速度	ピッチ	スライス厚	ビームコリメーション	再構成関数	hybrid-IR	
腹部〜骨盤CT	mGy	mGy・cm	mSv	mSv	設定SD	kV	sec		mm	mm	FC	AIDR3D®	
5mm SD10	21.62	648.72	14.93	17.31	10	120	0.5	0.828	5	32	14 腹部標準関数	OFF（図2）	Mild（図3）
5mm SD15	11.85	355.4	8.39	9.31	15								
5mm SD20	8.9	267.12	6.4	6.96	20								
5mm SD25	6.01	180.16	4.3	4.73	25								
5mm SD30	4.35	130.59	3.12	3.42	30								
5mm SD35	2.85	85.56	2.02	2.25	35								
5mm SD40	2.33	69.81	1.64	1.85	40								

CTDI（computed tomography dose index）は局所線量の指標.
DLP（dose length product）は検査全体の被ばく量の指標.
※1：ED103は，ICRP103ベースの実効線量相当で国際放射線防護委員会の2007年勧告.
※2：ED60は，ICRP60ベースの実効線量相当で国際放射線防護委員会の1990年勧告.
ICRP：International Commission on Radiological Protection

　腹部から骨盤部の撮影条件で，日本放射線技術学会GALACTIC推奨のCT-AEC SD10でCTDIvolは21.62mGyとなり，診断参考レベル（DRLs2020）の18mGyを上回っているが，DLPは648mGy・cmと診断参考レベル（DRLs2020）の880mGy・cm以下と水準を大きく下回っている（注：体格により大きく変動）.

　CTCの撮影条件で，GALACTIC推奨のCT-AEC SD20以下とACRの推奨を考慮すると，腹部から骨盤領域の半分でSD20，4分の1ではSD30程度となる．つまり，標準体格でCT-AEC SD20〜SD30がおおよその基準となる．CT-AEC SD30での実効線量はわずか3.12mSvとかなり低いことがわかる.

3）検証画像

　では実際の画像をみてみよう.

2 [実測] 撮影条件と線量との関係をみてみよう！

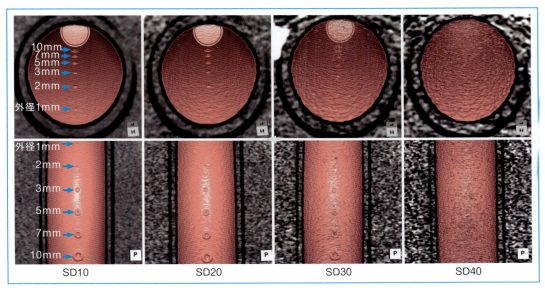

図2 各撮影条件のファントム画像 （Aquilion CXLの例）

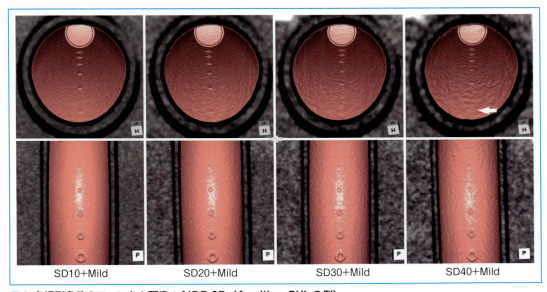

図3 各撮影条件のファントム画像＋AIDR 3D （Aquilion CXLの例）

　SD20では，SD10の画像に比べやや腸管内部表面が凸凹しているが，すべての陥凹型病変を認識することができる．一方でSD30では内腔表面にノイズが発生しており，陥凹型病変がはっきりと認識できないサイズが存在し，形状も一部変形しているようにみえる．SD40ではノイズによりすべての陥凹型病変が評価困難である．

　そこで，hybrid-IR（AIDR 3D Mild）を使用すると，ノイズが大幅に低減され，すべての条件下で内腔評価が可能となる．SD30の条件下でもhybrid-IR未使用時のSD20と同等以上の改善が確認できる．すべての陥凹型病変が評価困難であったSD40でも内腔評価が可能となっているが，hybrid-IRの使用を前提として極端にX線出力を低下させると，比較的大きな腫瘍の検出に影響はないが，小さな腫瘍は検出できない可能性がある．さらに腸管外の軟部組織に注目すると，hybrid-IRを使用したとし

55

ても，X線出力が高い画像に比べて低い画像は明らかにノイズが多く画質が低下している．これでは腸管断面を観察する際に残渣との識別が困難になり，過剰な拾い上げや解析時間の延長につながりかねないため，過度な低線量は避けるべきである．

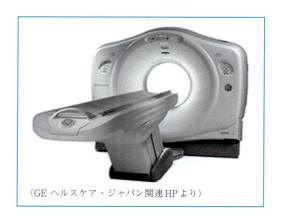

（GE ヘルスケア・ジャパン関連HPより）

検証2 逐次近似再構成（Full-IR）が可能なマルチスライスCTで測定

使用装置：Discovery CT750 HD　64列マルチスライスCT（GE ヘルスケア・ジャパン）
使用装置以外の検証方法は「検証1」と同様である．

1）検証結果

各撮影条件と得られた線量情報をみてみよう！（表6）

表6 各撮影条件における線量評価（Discovery CT750 HDの例）

プロトコル	CT被ばく線量評価WEBシステム WAZA-ARIv2				各種条件（Discovery CT750 HD）						
CTC（腹部-骨盤）	CTDI-vol	DLP	ED103	ED60	CT-AEC	管電圧	回転速度	ピッチ	スライス厚	ビームコリメーション	hybrid-IR	Full-IR
	mGy	mGy·cm	mSv	mSv	設定SD	kV	sec		mm	mm	ASiR-V®	Veo®
5mm 標準	13.69	410.57	10.03	12.18	12.35	120	0.4	0.984	5	40	40%	
5mm Full-IR SD20	5.36	160.89	3.87	4.75	20							＋
5mm Full-IR SD35	1.72	51.68	1.24	1.53	35							＋

　標準プランとしてhybrid-IR（ASiR-V 40%）を使用したケースで，設定SD12.35と比較的高く設定している．この条件下での腹部から骨盤領域のCTDIvolは13.69mGyと診断参考レベル（DRLs2020）の18mGyを大きく下回っている．
　Full-IR（Veo）を使用することで，hybrid-IR以上にX線出力を落とすことが可能となる．仮にSD35でのCTDIvolは1.72mGyであり，実効線量は1.24mSvとかなりの低線量となる．標準（SD12.35）条件と比較すると8分の1の線量となる．

検証1のAquilion CXLの例と比較して，同じSD20の条件下でもCTDIvolや実効線量に差が生じているのは装置の特性によるものであるため，撮影条件のプランニングをする際は十分に理解しておく必要がある．

2）検証画像
では実際の画像をみてみよう（図4）．

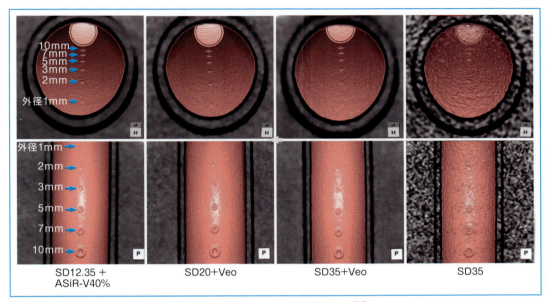

図4　各撮影条件のファントム画像＋Full-IR（Discovery CT750 HDの例）

　Full-IR（Veo）を用いることで，SD35でも画質を損なわずに評価可能であり，内腔の比較的小さな模擬病変も明瞭に描出されている．また，腸管外の軟部組織は，X線出力が低いにもかかわらず標準（SD12.35）条件と視覚的に同等の画質を有している．参考までにSD35のFBP画像と比較してみるとその差は歴然であり，内腔表面および腸管外の軟部組織ともに著しい画質改善となっている．

　ただし，Full-IRの画像は大腸以外の他臓器（肝臓や膵臓など）に標準画質とは異なる違和感を与えることがあり，腹部から骨盤部の異常所見検出目的を兼ねているケースでの両体位使用はおすすめしない．さらに，装置メーカーごとで異なるが，Full-IRは再構成に時間を要するため緊急で画像解析を必要とするケースでは不向きといえる．これらの問題は，各装置メーカーの開発努力により，近年改善されつつあることを付け加えておく．

　FBPの場合，内腔表面および腸管外脂肪織にノイズが顕著に目立っている．一方でFull-IRではノイズが大幅に低減されている．隆起性病変の断面に注目すると，FBPでは隆起した一部に高濃度領域が認められ，前処置に標識剤を使用しているケースでは残渣と認識される．Full-IRにて再構成することでこのようなアーチファクトが軽減され，残渣との区別も容易となる（図5）．

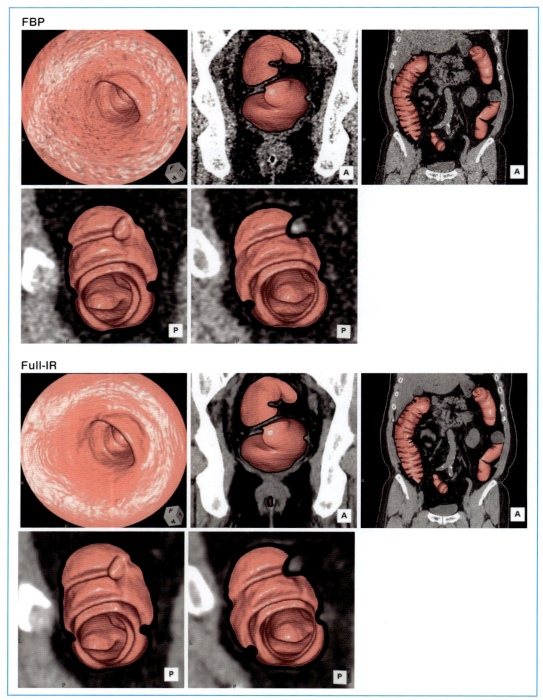

図5 CT-AEC設定SD30の画像比較（上：FBP／下：Full-IR）

PART 3 その他の撮影条件パラメータの選択

> **point 3** 他の撮影条件パラメータの選択
> - 管電圧
> - スライス厚
> - 回転速度
> - ピッチファクタ

1. 管電圧

　CTCでは一般に管電圧は120kVが多く利用されている．管電圧が増加するとX線透過力も増加するため，画像ノイズを維持しながら被検者の被ばく線量を減少させることが可能となるが，線質の変化により被写体コントラストおよび造影剤コントラストが変化する．近年，一度の撮影で異なる管電圧の画像を取得するDual Energy CTが注目されており，臨床応用も進んでいる．

1）Dual Energy CTとは？

　2種類の異なる管電圧のX線を用いて，X線光子エネルギーの変化に対する線減弱係数の変化が物質によって異なることを利用している．原子番号が小さい物質や密度の低い軟部組織などはX線光子エネルギーによるCT値変化は小さく，高い原子番号の物質や密度の大きな物質はCT値の変化がみられる．このような特性から，それぞれの物質（骨，脂肪，軟部組織，造影剤など）に依存した異なるコントラストが得られる．

　現在，臨床応用されているDual Energy CTは以下に大別される．

① Rotate/Rotate（2回転）方式：1つのX線管で，1回転ごとに管電圧を切り替えて撮影．
② デュアルソース（2管球）方式：設置角度の異なる2つのX線管から異なる管電圧で同時に撮影．
③ 1管球高速kVpスイッチング方式：1つのX線管からviewごとに高速で管電圧を切り替えて撮影（図6）．
④ 2層式検出器方式：検出器を2層に組み合わせ，連続X線エネルギーを高低2種類のエネルギーとして分光する撮影．

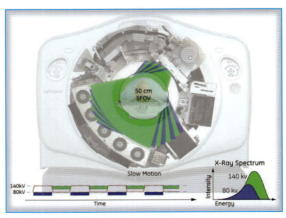

図6　1管球高速kVpスイッチング方式
（GE ヘルスケア・ジャパン HPより）

2）Dual Energy CTの活用法

　CTCでは標識剤を用いて残渣または残液をタギングする前処置が主流となりつつある．一方で，腸内の標識剤濃度を調整することは難しく，低濃度であればdigital cleansingの処理不足（図8）となり，高濃度であれば過度な処置（図9）となってしまうケースも少なくない．Dual Energy機能を用いることで，実効エネルギーをレトロスペクティブに選択でき，任意に標識剤のCT値を変化させることができる（図7）．これにより，digital cleansingの機能を最大限に活用することができ，CTC解析の負担軽減と精度向上につながることが期待されている．

　ただし，Dual Energy CTを使用する際はその機能を十分に理解し，被ばくを考慮する必要がある．不要な使用は過度な被ばくとなるため，注意が必要である．

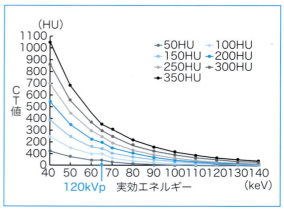

図7　スペクトラルHU曲線（Discovery CT750 HDの例）

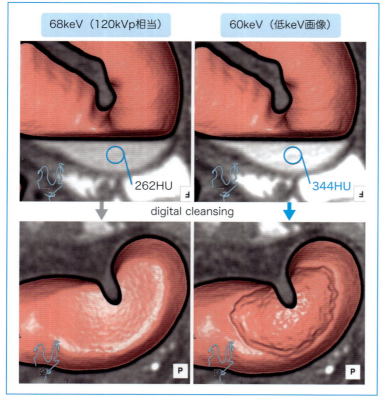

図8　**低濃度によるdigital cleansingへの影響**
低keV画像により標識剤のCT値を高くすることが可能
digital cleansing処理が十分に機能することで解析精度が向上

3 その他の撮影条件パラメータの選択

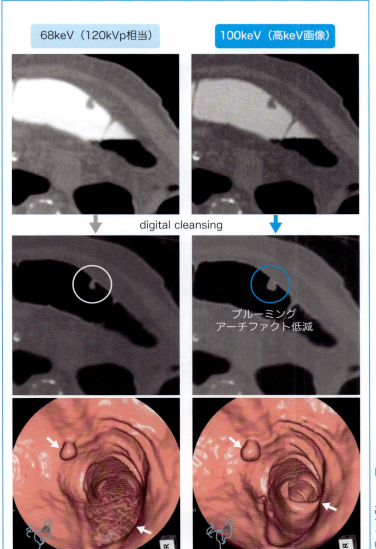

図9 高濃度による digital cleansingへの影響
高keV画像により標識剤のCT値を低くすることが可能
ブルーミングアーチファクトなどの影響を抑制することで解析精度が向上

2. スライス厚

CTCでのスライス厚は，GALACTICの推奨で0.5〜1.25mmとされている．
- スライス厚を薄くすれば・・・画像ノイズは増加，体軸方向の空間分解能は向上
- スライス厚を厚くすれば・・・画像ノイズは減少，体軸方向の空間分解能は低下

つまり，被ばくを考慮するのであれば画像ノイズが減少する厚いスライス（最大1.25mm厚）を選択する方がよい．

ただし，マルチスライスCTでも16列以下の装置では，撮影時のスライス厚を薄くすることで撮影時間が大幅に延長するなど，装置によってもスライス厚の設定が限られてくる．

3. 回転速度・ピッチファクタ

　X線管回転時間（1回転のスキャン時間）が短くなることによりモーションアーチファクトの影響が少なくなる．特に大腸のように蠕動の影響を受ける場合には，回転速度は短く設定する必要がある（図10）．しかし，CT-AECを使用しているケースでは画像ノイズが一定となるよう調整されるため管電流が増加する．この際，回転速度を早くし過ぎたために管電流が装置の上限値に達していないかを確認する必要がある．仮に上限値に達していた場合，目的の画像ノイズを得ることができず，画質低下を招く恐れがあるので注意したい．

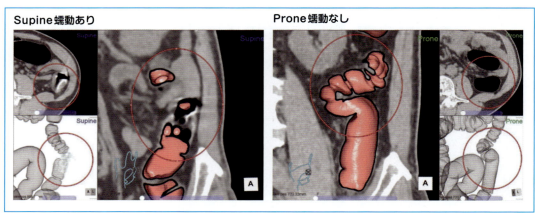

図10 蠕動による影響（左：Supine蠕動あり　右：Prone蠕動なし）

　ピッチファクタについても同様である．ピッチファクタは実効スライス厚に影響を与える．マルチスライスCTにおけるピッチファクタと実効スライス厚の関係は使用される補間再構成法によって差があるため，一定の特徴を示さない．そのため，各装置の特性を把握する必要がある（表7）（図11）．

表7　ピッチファクタの違いによる線量評価（Discovery CT750 HDの例）

プロトコル	CT被ばく線量評価WEBシステム WAZA-ARIv2				各種条件（Discovery CT750 HD）							
CTC（腹部〜骨盤）	CTDI-vol	DLP	ED103	ED60	CT-AEC	管電圧	回転速度	ピッチ	スライス厚	ビームコリメーション	逐次近似再構成	
	mGy	mGy・cm	mSv	mSv	設定SD	kV	sec		mm	mm	ASiR-V®	Veo®
Nomal Pitch	13.69	410.57	10.03	12.18	120	12.35	0.4	0.984	5	40	40%	
High Pitch	12.17	365	8.81	10.76	120	12.35	0.4	1.375	5	40	40%	
MAX Pitch	11.37	341.03	8.31	10.09	120	12.35	0.4	1.531	5	40	40%	

3 その他の撮影条件パラメータの選択

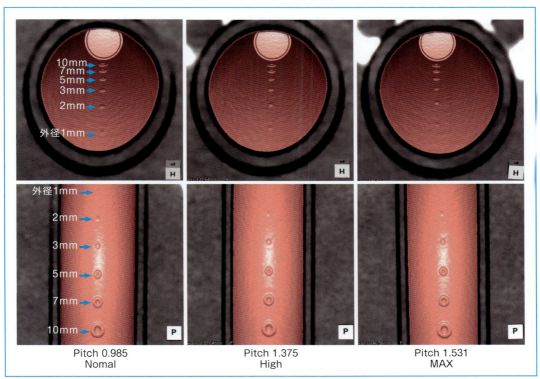

図11 異なるピッチファクタのファントム画像（Discovery CT750 HDの例）

今回使用した装置では，CT-AECのSDを一定とした場合，ピッチファクタを変化させてもCTDIや実効線量に大きな変動はない（表7）．また，ピッチファクタを高く設定することによる実効スライス厚の影響についても，画像解析に大きな影響はないといえる．

撮影時間は回転速度とピッチファクタでおおむね決まるが，これら2つのファクターの過度な設定は，管電流の最大出力を超過して画像ノイズの増加を招く原因となる．そのため，管電流，スライス厚などと合わせて適切な選択が求められる．

PART 4

撮影条件まとめ（目安）

1. CT-AECが使用可能なケース

腹臥位：CT-AEC SD20

　　　　CTDIvol：5〜9mGy　実効線量：3.8〜6.4mSv（参考値）

背臥位：《腹部異常所見検出目的を兼ねるケース》　CT-AEC SD10〜12

　　　　CTDIvol：15〜20mGy　実効線量：10〜15mSv（参考値）

　　　　《大腸異常所見検出のみのケース》　CT-AEC SD20

　　　　CTDIvol：5〜9mGy　実効線量：3.8〜6.4mSv（参考値）

2. hybrid-IRが使用可能なケース

腹臥位：CT-AEC SD30＋hybrid-IR

　　　　CTDIvol：2.7〜4.3mGy　実効線量：1.9〜3.2mSv（参考値）

背臥位：《腹部異常所見検出目的を兼ねるケース》　CT-AEC SD20＋hybrid-IR

　　　　CTDIvol：5.3〜8.9mGy　実効線量：3.8〜6.4mSv（参考値）

　　　　《大腸異常所見検出のみのケース》　CT-AEC SD30＋hybrid-IR

　　　　CTDIvol：2.7〜4.3mGy　実効線量：1.9〜3.2mSv（参考値）

3. Full-IRが使用可能なケース

腹臥位：CT-AEC SD35＋Full-IR

　　　　CTDIvol：1.7〜2.8mGy　実効線量：1.2〜2.0mSv（参考値）

背臥位：《腹部異常所見検出目的を兼ねるケース》　CT-AEC SD20+hybrid-IR

　　　　CTDIvol：5.3〜8.9mGy　実効線量：3.8〜6.4mSv（参考値）

　　　　《大腸異常所見検出のみのケース》　CT-AEC SD35＋Full-IR

　　　　CTDIvol：1.7〜2.8mGy　実効線量：1.2〜2.0mSv（参考値）

　ここにまとめた目安は，これまでの検証結果からの参考条件であり，各施設で保有するCT装置のハード特性およびソフト機能を十分に把握，理解したうえでCTCの撮影条件を決定することをおすすめする．

　またCTCの用途はさまざまで，対象となる年齢も幅広い．その検査目的や患者に合った撮影条件を適宜設定して対応することが求められる．

4 撮影条件まとめ（目安）

CTC目的別の考え方（被ばく）

健診ドック	⇒ 低侵襲，安全性	⇒目的部位の異常検出	＝ 最大限の低被ばく
スクリーニング	⇒ 利便性，一次検査	⇒腹部全体の異常検出	＝ 低被ばく
精査	⇒ 精度，二次検査	⇒異常部位の病態検出	＝ 標準被ばく
内視鏡挿入困難	⇒ 確実性，最終検査	⇒異常検出＋病態検出	＝ 標準被ばく

参考までに：注腸X線検査とCTCの被ばく線量の比較

近年，注腸X線検査を行うX線透視診断装置もデジタル化が進み，多くの施設でフラットパネルが導入されている．そのため，現状CTCで注腸X線検査以下の被ばくにすることは容易ではなく，Full-IRなどを最大限に活用することで注腸X線検査を上回る被ばく低減が可能となる．

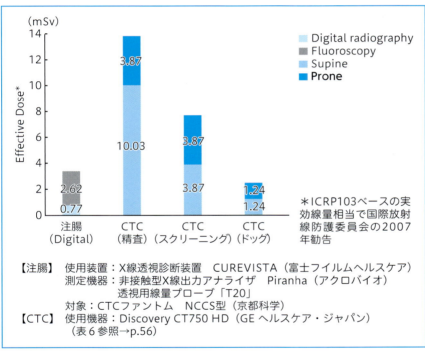

図12 注腸X線検査とCTCの被ばく線量の比較（参考値）

参考文献

1) 日本放射線技術学会撮影部会．X線CT撮影における標準化～GALACTIC～（改訂2版）．日本放射線技術学会．2015
2) 松田勝彦．CT Colonographyの臨床技術 現状と今後の課題（3）撮影線量．日本放射線技術学会，放射線撮影分科会誌．vol.61, 32-5, 2013
3) 特定非営利活動法人日本X線CT専門技師認定機構．X線CT認定技師講習会テキスト
4) 村松禎久，池田秀，大沢一彰ほか．CT用自動露出機構（CT-AEC）の性能評価班報告書．日放技学誌．vol.63, no.5, 534-45, 2007
5) 上野惠子ほか．スペクトラルCT - 基本原理と臨床応用．学研メディカル秀潤社．2013
6) 杉本英治監修．これ1冊でわかる！大腸CTプロフェッショナル100のレシピ．メディカルアイ．2015

第4章
大腸解析

1 大腸解析の流れ

2 一次レポートの作成方法

3 大腸解析の注意点

4 データベースの活用

PART 1

大腸解析の流れ

　CTCにおいて，画像解析を含めた大腸内病変の検出を目的とした読影は非常に重要である．大腸解析においては，高度な機能を有したworkstation（以下WS）が必要不可欠である．国内ではさまざまなWSが各メーカーから販売されている．読影の方式についても各WSがさまざまな特色を有しており，その特性を最大限に発揮した形での大腸解析が求められる．この項では，筆者が使用しているZiosoft社製Ziostation 2を例に取りながら，読影方式について解説する．

1. 検査から読影の流れ

　実際のCTCの検査から読影までの流れは，診療放射線技師が腸管拡張，CT撮影，撮影データ転送後のWSを使用した大腸解析による一次チェックを行い，最終的に医師が診断を行う．
　診療放射線技師は，腸管拡張の程度や粗大病変の確認を行い，検査を終了する．拡張不良が確認された場合は，拡張不良の部位に応じた側臥位などの追加撮影を行う．その後，コンソール上で，axialやMPR（multiplanar reconstruction）で再度，腸管拡張の確認，進行癌などの粗大病変の有無を確認する．

1）粗大病変の確認

　進行癌や有茎性ポリープなどは，撮影中や撮影後に再構成される厚切りの画像でも確認することが可能である．2体位で再現性を認めるかを確認した後で検査を終了する．腸管の拡張が不足している場合，蠕動運動などが原因で腸管が途絶した場合には腫瘍との鑑別が困難となるので，必ず確認を行うことが重要である．また，進行癌を疑う場合は，リンパ節腫脹の有無や他臓器への浸潤の有無なども確認する．胸部の結節影を確認する場合は，画像を肺野条件に調整する．

2）拡張の評価

　撮影を終了する前に拡張の評価を行い，十分な拡張が得られていることを確認する．著明な拡張不良を認めた場合は，拡張不良の部位を考慮した追加撮影を行う．追加撮影を行う際には，拡張不良の部位が上側となる側臥位の追加撮影が望ましい．特にSDJ（S状結腸・下行結腸移行部）近傍の拡張不良がもっとも起こりやすく，その際には右側臥位で撮影を行う．

2. 画像解析の流れ（図1）

　WSに送られたボリュームデータから大腸解析を行っていく．大腸解析の手順としては，ボリュームデータからのパス作成，パス作成時のair image，仮想展開画像（VGP：virtual gross pathology），仮想内視鏡（VE：virtual endoscopy），VE＋MPR，MPRという流れで行っている．
　画像解析は，病変を拾い上げるための存在診断と，拾い上げた病変の残渣と病変の鑑別，良悪性鑑

別，浸潤・リンパ節転移の有無などを確認するための質的診断に分けられる．解析する画像の種類に応じて特性があるので，一次チェックを担う診療放射技師においても，目的に応じた画像解析が求められる．

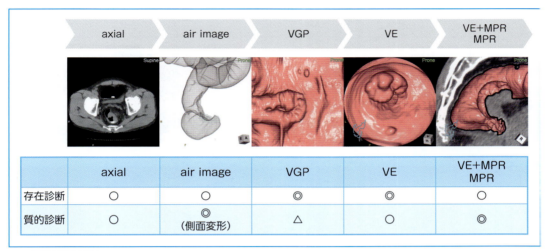

図1 画像解析の流れ

3．axial画像〜パスの作成

1）axial画像：横断面（図2）

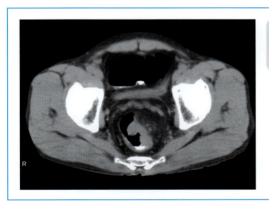

人体の長軸方向に対して水平方向で切り出した断面をaxial画像という．

図2 axial画像

　ボリュームデータはこの断面を垂直方向に平行移動した画像を収集して得られる3D画像である．一般的にはスライス厚1mm以下で再構成された画像をボリュームデータとする．
　WSにはaxial画像のボリュームデータを転送して解析を行う．

2）パス作成

　CT装置で生成されたボリュームデータから，腸管のair部分や造影剤がタギングされた残水・残渣部分を選択して，肛門から盲腸までの大腸の中心部を通るパスを作成する．最近のWSでは大腸の形状を認識して，自動的にパスが選択される．パス作成時にair image像が最大画面で表示されるため，腸管の角度を変えながら粗大病変の有無を観察する．

3）自動的に選択されなかった腸管の確認

パス作成では自動的に腸管が選択されるが，拡張不良や残液貯留などにより腸管が途切れる場合があるため，選択されていない腸管が残っていないことを必ず確認する必要がある．図3は自動的に選択されなかった腸管にⅠp型ポリープを認め，EMRで切除され病理で腺腫内癌と診断された症例である．

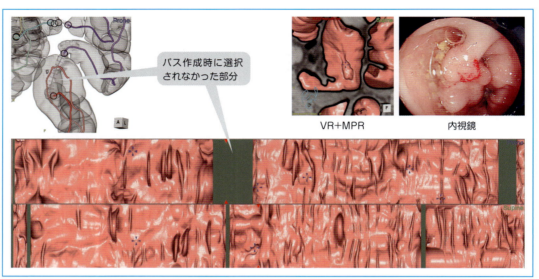

図3 自動的に腸管が選択されなかった症例

自動的に選択されていない腸管があれば，フリップ（図4）あるいは点の追加（図5）を行い，適切にパスを追加する．

①フリップ

自動で選択されなかった腸管をMPR画像上で選択し，パスを追加する方法である．

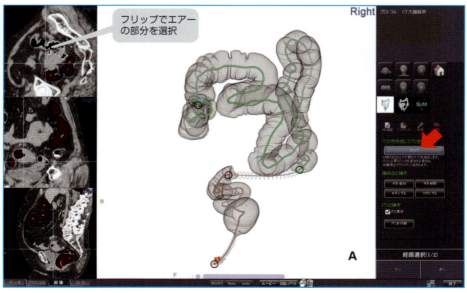

図4 フリップによるパスの追加

②点の追加
　フリップで腸管内腔が選択されない場合に有効．腸管の中心点をプロットすることにより，任意の点を通過するようにパスを作成することが可能である．

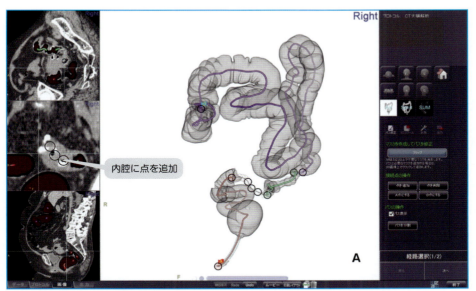

図5　点の追加によるパスの追加

4. VGPでの観察

1）VGP：virtual gross pathology（図6）

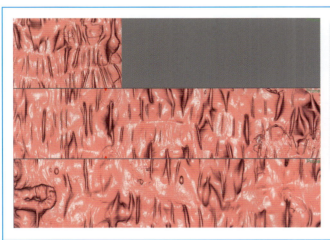

VGR（仮想展開画像）は，肛門から盲腸までの腸管の全体像をマクロ像のように展開した画像で，短時間で全大腸を観察することが可能である．注意点としては，WSによって展開画像に特徴があり，一定の距離で展開する場合と実際の管腔距離に比例した形状で展開される場合がある．展開に当たっては，径の違いによる歪みと屈曲による歪みの補正が必要となる．

図6　**VGP（仮想展開画像）**

2）位置の同期：リンクを設定

　VGPにリンクを設定しておくと，位置を同期してVE（virtual endoscopy）で観察することが可能となる．腸管の長さが体位によって異なった場合でも，同じタイミングで通過する．設定箇所が多いとVEで体位間の比較が容易になる．

リンクを設定する際のメルクマールとしては，バウヒン弁や肝弯曲，脾弯曲部の半月ひだが使われることが多い．

3）半月ひだの観察

VGPでの観察では，半月ひだを1列ずつ確認していく．展開できない部位や凹凸をチェックする．ひだ上に発生する腫瘍もあるため，半月ひだの急な太まりに注意する．

気になる所見はVEやVE＋MPRなどの画像に切り替えて観察を行う．

4）バウヒン弁と肛門管の確認

大腸の入口と出口を必ず確認する．バウヒン弁をVGP上で同定し，回腸末端から一部小腸側も観察を行う．悪性リンパ腫は回腸末端が好発部位であるため，腫瘍の有無を確認する．

大腸の出口である肛門側は，長軸で表示させて回転しながら観察を行うと効率的である．カテーテルのバルーンを拡張させた場合には，肛門管近傍にある腫瘍などがバルーンで潰され見落とす可能性があるので注意して観察する．内痔核の有無などについても確認を行う．

5．VEでの観察

1）VE：virtual endoscopy（図7）

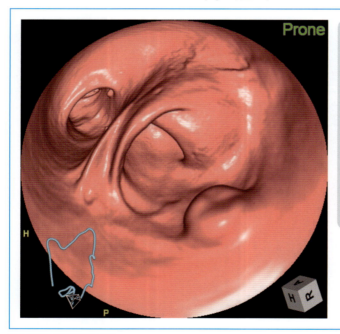

VE（仮想内視鏡／スコープビュー：魚眼レンズ系）とは，文字通りボリュームデータを内視鏡像のように再構築した画像で，視点を自由に設定して移動しながらの観察が可能となる．カメラの位置や方向，視野角を変えながら観察でき，通常の内視鏡検査では絶対に観察できない口側方向からの観察が可能である．Ziostation2では，スコープビューとVEとMPRと組み合わせたスタンダードMPRという観察方法がある．スコープビューでは，魚眼レンズの視野角を広げることで，一方向でもひだ裏までの観察が可能となる．

図7 **VE（仮想内視鏡）**

2）スコープビューの視野角による見え方の違い

スコープビューでは視野角の変更が可能である．狭い視野角では進行方向のひだ裏が死角となる．往復で見ることでその補完は可能であるが，視野角を広げ魚眼レンズ様のスコープビューとすることで，通過するひだ裏を一度に観察することが可能となり，より見落としを防ぐことが可能である（図8）

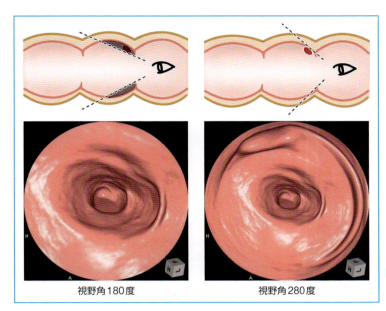

図8 狭い視野角のスコープビューと魚眼レンズ様のスコープビューの比較

6. VE＋MPRでの観察

1）MPR：multiplanar reconstruction

　MPR（多断面再構成像）とは，ボリュームデータから任意の平面で切り出して再構成された画像のことをいう．横断面や仮想内視鏡像などでは腫瘍の性状の把握が難しい場合に，腸管の走行に沿って任意の画面で切り出すことにより，腫瘍内部の性状や隆起表面の性状を把握することが可能となる．

2）VE＋MPR（図9）

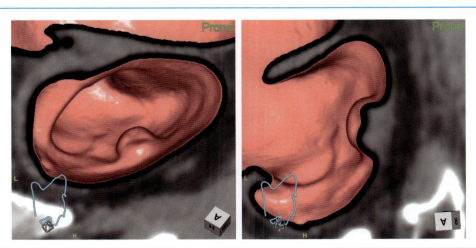

仮想内視鏡と大腸壁外のMPRを組み合わせた画像である．スコープビューではポリープの存在と形態を観察することは可能であるが，造影剤にタギングされた残渣，残液との識別を行うことはできない．VE＋MPRでは大腸粘膜表面と任意の断面で切り出した画像での観察が可能となる．

図9 VE＋MPR

3）VE＋MPRによる観察の目的

　最終的にはこのビューで残渣・残液との鑑別，良悪性の鑑別，深達度・浸潤の程度，リンパ節転移の有無などの質的診断を行っていく．場合によっては，VR合成を解除してMPRのみの画像とし，任意の角度でスライス位置を変えながらその周囲を観察する．病変の質的診断は，最終的には2D画像での評価が重要であると考える．

7．air imageでの観察

1）air image（図10）

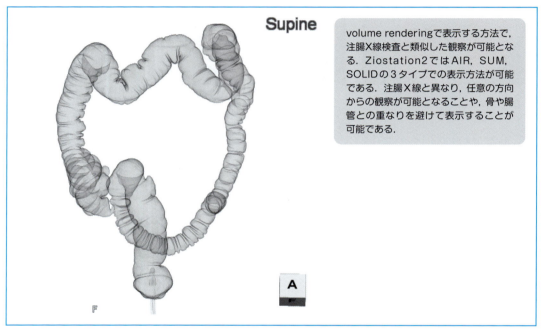

図10 air image

2）air imageでの観察方法

　Ziostation2では，パス作成時にもっとも大きいサイズでの表示が可能であるため，この画面で粗大病変の確認を行う．また，病変の質的診断においても，注腸X線検査で確立されている側面像において深達度診断が可能である．

point 1　digital cleansing

　造影剤で残液・残渣に標識することで，CT画像上で高吸収となるため，大腸壁と分離して表示することが可能となる．高吸収となった部分をWS操作で除去することをdigital cleansingという．残液・残渣と混合した造影剤の濃度によりCT値が異なってくる．

- CT値が高いとアーチファクトの原因となり，逆に低い場合はcleansingが困難となるため，適切な濃度で造影剤が標識される必要がある．
- CTCの読影においてdigital cleansingは必須ではない．残液・残渣が均一に適切な濃度で標識されている場合，digital cleansingが不可な場合でも，VE＋MPRやMPRで観察することが重要である．
- digital cleansing ONのみではなく，digital cleansing OFFの画像も対比しながら観察する．
- VGP（図a），VE（図b），VE＋MPR（図c）ではdigital cleansingを用いて大腸の粘膜面を観察し，残液・残渣と病変の鑑別を行う．
- 残液中に埋もれた病変の有無や良悪性の判定においては，digital cleansingを解除してVE＋MPRなどで観察を行う．

VGPにおけるdigital cleansing ON/OFF

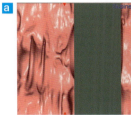

クレンジング OFF　　　クレンジング ON

スコープビューによるdigital cleansing ON/OFF

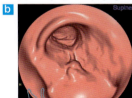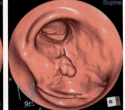

クレンジング OFF　　　クレンジング ON

VE＋MPRによるdigital cleansing ON/OFF

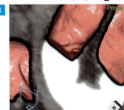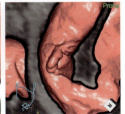

クレンジング OFF　　　クレンジング ON

参考文献
1）坂本崇ほか．Ziostation2によるCTC画像解析フロー．インナービジョン．vol.26, no.2, 2011

PART

2

一次レポートの作成方法

　CTCの読影に際して，WSを使用した大腸解析を診療放射線技師が一次チェックというかたちで担っている施設が多い．レポートの様式は，各施設で使用しているレポートシステムなどを活用して作成することが望ましい．筆者の施設ではZiostation2に搭載されているレポートを使用し，技師の一次チェックを行っている．

1. レポート記載内容

一次レポートには，以下の項目を記載している．
- 前処置の方法，残渣・残液の状態
- 腸管拡張の程度，拡張不良部位の記載
- 検査目的
- 所見があった場合は，部位，大きさ，肉眼型

1) ポリープ径の計測方法

　基本的には腫瘍径と腫瘍高を計測する．腫瘍径は最大径となる部位をMPRで調整して計測する．腫瘍高も同様に最大径となる部位を計測する．有茎性ポリープに関しては，ポリープの形態と体位により計測に注意が必要である．当院では腫瘍高と頭部幅について記載し，報告を行っている．

2) 自動計測の活用方法

　Ziostation2ではポリープの部位にチェックを行い，「マークを自動計測」機能を使うと，自動的に腫瘍径と腫瘍高を計測することが可能である．有茎性ポリープなど形状が複雑な場合には調整が必要となるが，おおむね正確に計測することができる．

2. 読影の判定方法

　読影の判定方法は，大腸内についてはCT Colonography Reporting and Data System（C-RADS）（表1），腸管外についてはExtracolonic Reporting and Data System（E-RADS）（表2）に準拠したかたちで判定を行っている．

表1 C-RADS（CT Colonography Reporting and Data System）

Score	説明
C0 検査不十分	前処置・送気不十分
C1 大腸内異常なしまたは良性病変	ポリープなしまたは6mm未満のポリープ ⇒5年でCTCか内視鏡検査をルーチンのスクリーニングを推奨
C2 中間のポリープまたは不確定検出	6〜9mmのポリープ2個まで ⇒内視鏡検査でポリープ精査か内視鏡下におけるポリープ切除術を推奨
C3 ポリープまたは進行した腺腫	ポリープ，進行した腺腫：ポリープ10mm以上：6〜9mmのポリープが3個以上 ⇒内視鏡下におけるポリープ切除術を推奨
C4 悪性を疑う大腸腫瘍	腸管外への浸潤を伴う腸管内腔へ突出した病変 ⇒外科受診を推奨

表2 E-RADS（Extracolonic Reporting and Data System）

Score	説明
E0 制限された検査	アーチファクトによる画質低下：高度な制限がかかった大腸外臓器の評価：我々のプラグラムにおいて使用されない
E1 正常あるいは解剖学的異型	大腸外に異常を認めない ⇒精密検査不要
E2 臨床上重要でない所見	例：肝嚢胞，腎嚢胞，胆嚢炎を伴わない胆石症 ⇒精密検査不要
E3 重要ではないが不完全に特徴づけられた症例	例：最低限複雑で均一な高吸収腎嚢胞 ⇒特定の臨床症状に応じて要精密検査
E4 重要な所見	例：充実性腎腫瘍，動脈瘤 ⇒臨床症状に関わらず精密検査必要：診療ガイドラインに従って医師に報告する

参考文献

1）Pooler BD, Kim DH, Lam VP, et al.: CT Colonography Reporting and Data System (C-RADS): benchmark values from a clinical screening program. AJR Am J Roentgenol. vol.202, no.6, 1232-7, 2014
2）大澤元保ほか．当院における便潜血陽性者に対する大腸CT（CTコロノグラフィー）検査の有用性：大腸がん検診への導入と課題．川崎医学会誌．vol.42, no.1, 15-23, 2016

PART 3 大腸解析の注意点

1. 側面変形（図11）

　悪性腫瘍を疑う場合，注腸X線検査で側面像の変形から深達度診断を推測する方法が，CTCの大腸解析においても有用である．悪性病変が粘膜下組織以深に浸潤し線維化を引き起こすと，大腸壁が持ち上げられて側面像が正常に比べて持ち上がって見えることから，深達度に応じて側面変形の形状が異なってくる．深達度が粘膜内（M）では無変形，粘膜下層（SM）で角状変形，粘膜下層（SM）～固有筋層（MP）で弧状変形，固有筋層（MP）以深で台形状変形を呈する．CTCの大腸解析ではair imageの領域を絞っての観察が可能であり，腸管との重なりを避けることが可能である．

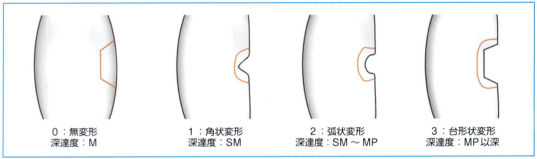

図11 側面変形と深達度の関係

2. 進行癌

1）側面変形による深達度診断

　進行癌では癌細胞が固有筋層に浸潤し，癌の細胞量増加や線維化，リンパ濾胞増生などにより大腸壁肥厚を呈する．CTCのair image像では台形状変形を呈し，固有筋層またはそれ以深に浸潤した所見としてとらえることが可能である．図12ではair image像で台形状変形を認め，漿膜下層まで浸潤した2型の中分化管状腺癌であった．

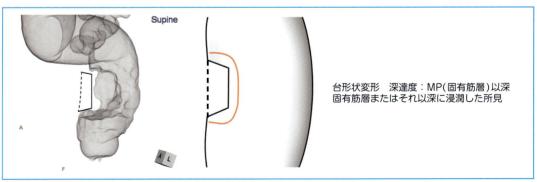

図12 air imageにおける進行癌の側面変形

3 大腸解析の注意点

2）壁外浸潤，脈管浸潤，リンパ節腫脹の確認（図13）

病変の壁深達度，壁外浸潤の有無およびリンパ節の有無は，その後の治療において術式が異なるため，術前検査が行われることを考慮しても，適切な情報を提供することは重要である．

存在診断で病変が指摘され，特に進行癌を疑う場合は，axial画像，VE＋MPR，MPR画像で腸管外への直接浸潤，リンパ節腫大の有無を確認する．

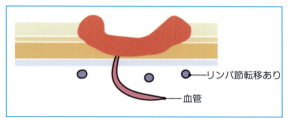

図13 壁外浸潤，脈管浸潤，リンパ節転移の確認

腸管外の大腸壁の漿膜側が整であるかどうかを確認する．また血管引き込み像の有無が深達度診断を示唆する可能性もあり，大腸壁の詳細な観察が必要である．図14では漿膜側の大腸壁は整で著明な血管引き込み像を認めず，2型進行癌で壁深達度は漿膜下層に留まっていたが，図15の症例は同じく2型進行癌の症例で漿膜側の大腸壁は整であったが，著明な血管引き込み像を認め，壁深達度は漿膜に達していた．

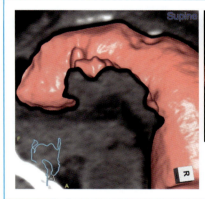 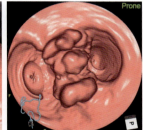 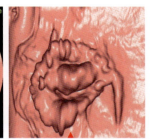

・漿膜側の大腸壁は整
・著明な血管引き込み像を認めない

Rb 2型 SS（漿膜下層）

図14 漿膜下層に浸潤した2型進行癌

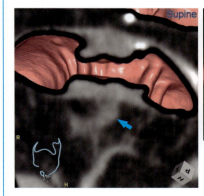 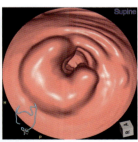 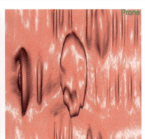

・漿膜側の大腸壁は整
・著明な血管引き込み像を認める

S 2型 SE（漿膜）

図15 漿膜に浸潤した2型進行癌

リンパ節転移の有無に関しては，病変部を中心に大腸壁の外側をVE＋MPRあるいはMPR像で観察する．病変周囲の腸管傍リンパ節から中間リンパ節，主リンパ節と支配動脈に沿って観察を行う．図16の症例では腸管傍リンパ節に2個のリンパ節転移を認めた．

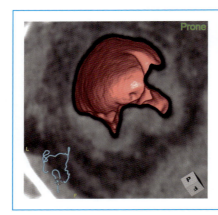

図16 リンパ節の腫脹

3）遠隔転移の有無（図17）

　遠隔転移を認めた場合はStage Ⅳとなり，原発巣の切除のみでなく，遠隔転移巣の切除も考慮する必要がある．特に進行癌を疑う場合は，観察可能な範囲で他臓器への転移があるか確認を行う．

　大腸癌の転移先としては門脈を介した肝臓がもっとも多い．下部直腸癌では門脈を介さず，下大静脈を介して肺転移を起こしやすい．CTCでは胸部を撮影しない場合が多いが，観察可能な範囲は画像条件を肺野条件に変更して観察を行う．

　図18の症例は肺転移を認めた下部直腸癌である．

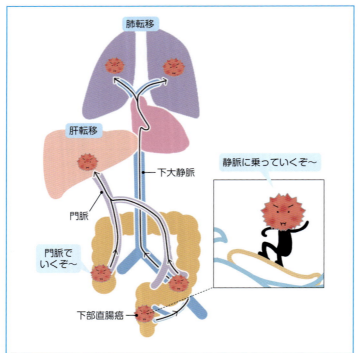

図17 大腸癌の発生部位における血行転移の機序

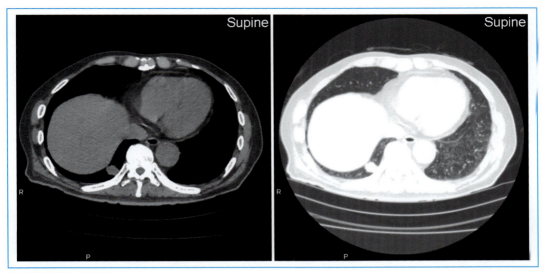

図18 肺転移のCT画像

3．Ｉｐポリープ

1）体位変換による頭部可動性

有茎性ポリープの存在診断では，体位変換による頭部の可動性を考慮する必要がある（図19）．2体位以上で比較した場合，頭部と茎部の位置関係が異なり，一見残渣と見間違えることがあるので注意が必要である．その場合，異なる体位においても茎部の位置は不動であるため，重力方向を意識しながらの観察がポイントとなる．

それぞれの体位で茎の根元に病変のチェック位置を付ける（リンクを設定する）ことで，仮想内視鏡（VE）が同じタイミングで表示されるので，可動性の確認が容易になる（図20）．

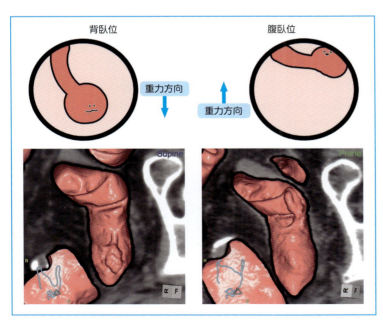

図19 Ｉｐ型病変の重力方向への可動性

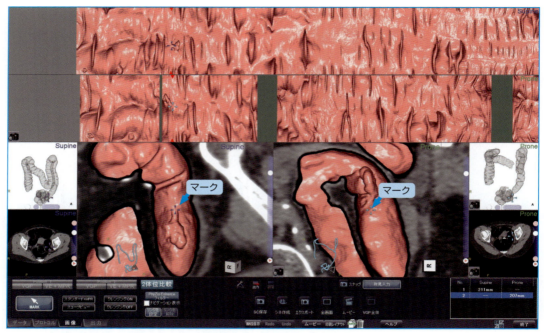

図20 Ｉｐ型病変のマークは茎の根元に→両体位で同部位にリンク設定

２）大きさ

　Ｉｐ型病変では病変の径が大きくなるほど悪性度が高くなるという報告があり，松田らは病変の大きさに対する悪性病変の割合を10mm以下で17％，11〜20mmで47.2％，21〜30mmで70.3％，31mm以上で100％であったと報告している．特に11mmを超えると悪性浸潤の可能性が高いので，病変の大きさは必ず計測する．計測方法としては，当院では腫瘍高と頭部径を記載している．

３）隆起表面の構造

　Ｉｐ型病変の表面構造について，小林らは表面構造の違いによって悪性度が異なると報告している．隆起表面が結節化や不整になるほど悪性度が高くなるため，CTCでも可能な範囲で詳細な観察が必要である．図21の症例では，Ｉｐ型病変の頭部に一部不整形を認めた．EMRを施行した病理結果では絨毛腺腫を背景に一部に高分化腺癌を認め，壁深達度は粘膜に留まる腺腫内癌であった．

3 大腸解析の注意点

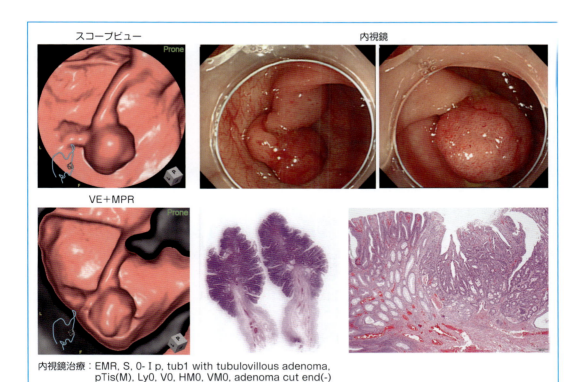

図21 隆起表面にわずかな辺縁不整を認め一部に悪性病変を認めたⅠp型病変

参考文献
1) 牛尾恭輔ほか．消化管癌のX線診断における側面像の意義・二重造影による深達度診断．胃と腸．vol.21, no.1, 27-42, 1986
2) 大腸癌研究会編．大腸癌取扱い規約（第9版）．金原出版．2018
3) 医療情報科学研究所編．病気がみえる vol.1 消化器（第5版）．メディックメディア．2017
4) 松田直久ほか．Ⅰp・Ⅰsp型大腸癌の深達度診断‐治療法決定のために．胃と腸．vol.37, no.12, 1559-70, 2002
5) 小林広幸ほか．Ⅰp・Ⅰsp型早期大腸癌の深達度診断‐X線を中心として．胃と腸．vol.37, no12, 1541-53, 2002

PART 4 データベースの活用

1. データベースの構築

　当院ではFileMaker®でデータベースを構築し,「検査情報」「読影所見」「病理結果」「アンケート」を管理している.従来は表計算ソフトを使用していたが,操作が煩雑で使い勝手が悪かったため,独自でデータベースを構築した.データベースの構築にあたっては,「過去の検査歴と比較が可能」「簡便な操作」「視認性に優れる」「見やすさ」「簡便」「検索が可能であること」を掲げ,作成を行った.以下の図22〜24は,実際に使用しているデータベースの画面である.

2. データベースを活用した症例検索

　データベースの主な使用用途は,検査を行った後の情報の管理である.大腸検査を行うだけで終了ではなく,大腸画像解析で得た読影所見,内視鏡診断結果,病理診断結果をデータベースに入力する.
　すべての項目で検索が可能で,たとえば読影所見で「2型」と入力すると,該当する受診者のレコードのみが表示される.
　非典型的な症例の検索や技師の教育など,さまざまなシーンでデータベースは威力を発揮する.

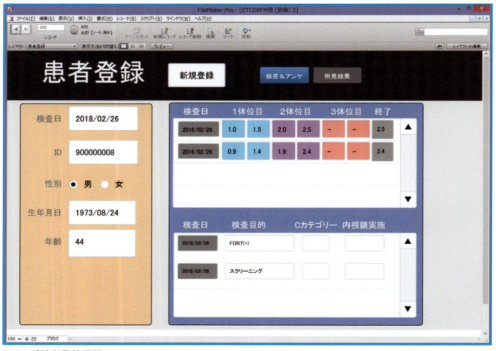

図22 受診者登録画面
受診者情報を登録する最初の画面である.IDを入力すると自動的に過去データが表示される.

4 データベースの活用

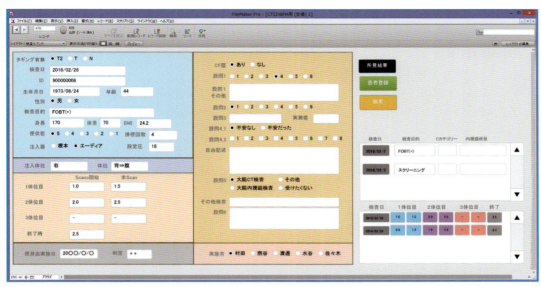

図23 **検査情報とアンケート**
CTCの検査中に情報を入力する画面である.
過去の検査歴がある場合は炭酸ガス送気量が右下に表示され，これらの値を参考に検査を行っている.
検査後にはアンケートを実施し，回答をデータベース化して次回の検査時に参照することで満足度向上に役立てている.

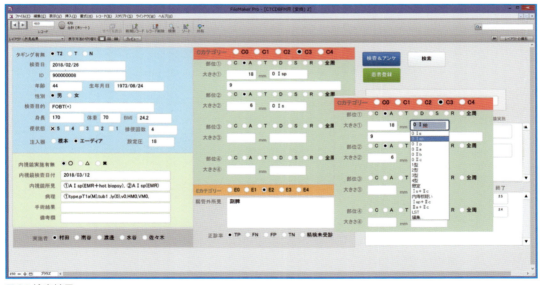

図24 **検査結果**
CTCの解析画像で得た読影所見と，内視鏡結果，病理結果を管理する画面である.
受診者情報は検査ページとリンクさせている．検査後の結果が一覧で表示されるように配置している.
各項目で詳細検索が可能なため，過去の症例検索の時間が大幅に短縮された.

> **column** 主要ワークステーション一覧

Ziostation2

メーカー：ザイオソフト株式会社（https://www.zio.co.jp/）

特徴：2体位のVGP，VE，VE＋MPR，axial，air image画像などを同時に観察可能．特にVGPは歪みが少なく，一度に腸管を広範囲に観察することが可能である．

SYNAPSE VINCENT

メーカー：富士フイルム株式会社（https://fujifilm.jp/business/healthcare/it/it_3d/vincent/index.html）

特徴：大腸解析における基本的画像の2体位同時観察機能に加えて，院内に無制限での配信が可能で，放射線科医や内視鏡室などでも解析を共有することが可能である．

AZE VirtualPlace

メーカー：株式会社AZE（http://www.aze.co.jp/products/）

特徴：VEを主体とした2体同時観察機能を有し，チェックしたポリープに対して長軸にMPRを切り出すことが可能で，形状把握や計測が容易に行える．

第5章
症例集

CTCでは，隆起性病変は比較的容易に存在診断が可能であり，大きさ6 mm以上の病変に対する感度は90％を超える．平坦・陥凹型病変は，周囲の正常粘膜との高低差が少なく指摘が難しい場合があるが，画像には客観性・再現性があり病変に対する意識をもって解析する必要がある．

Is

症例提示

症例 01　Is：S状結腸　60代・男性　便潜血陽性

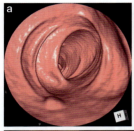
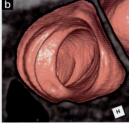
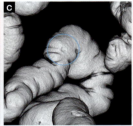
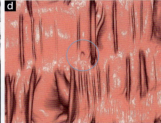
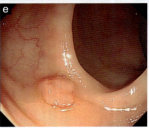

画像所見

- a VE：表面平滑な無茎性病変
- b VE＋MPR：内部構造は均一
- c VR（solid image）：隆起性病変を認める
- d VGP：小さな隆起を認める
- e 内視鏡

内視鏡治療：EMR, S, 6 mm, Tubular adenoma

症例 02　Is：S状結腸　60代・男性　血便

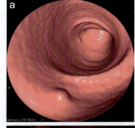
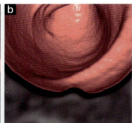
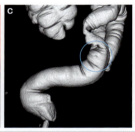
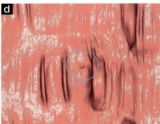
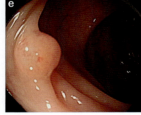

画像所見

- a VE：表面平滑な無茎性病変
- b VE＋MPR：内部構造は均一
- c VR（solid image）：隆起性病変を認める
- d VGP：小さな隆起を認める
- e 内視鏡

内視鏡治療：EMR, S, 6 mm, Inflammatory fibroid

Check Point

- 無茎性の病変として描出される．
- 腸管内の状態によっては，病変が大きくても識別できない場合がある．
- MPR画像などで内部構造を確認し，残渣との識別をする．

Isp

症例提示

症例 03　Isp：直腸S状部　60代・男性　可動性症例　　スクリーニング

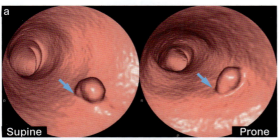
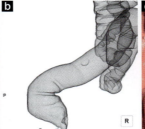
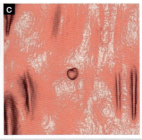
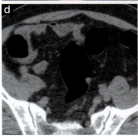
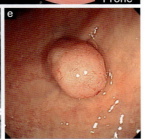

画像所見

- **a** VE：表面平滑な亜有茎性病変．2体位で隆起が矢印を支点に可動している
- **b** VR（air image）：隆起を認める
- **c** VGP：隆起を認める
- **d** axial：内部構造が均一な隆起を認める
- **e** 内視鏡

内視鏡治療：EMR, RS, 7 mm, Tubular adenoma

症例 04　Isp：直腸S状部　60代・男性　腺腫内癌　　便潜血陽性

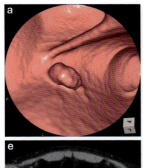
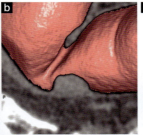
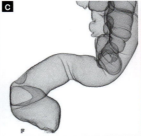
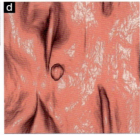
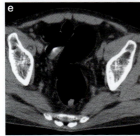
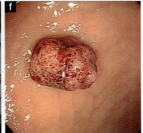

画像所見

- **a** VE：表面が凸凹した亜有茎性病変
- **b** VE＋MPR：内部構造は均一
- **c** VR（air image）：隆起性病変を認める
- **d** VGP：隆起を認める
- **e** axial：辺縁が凸凹した隆起が描出される
- **f** 内視鏡：RSに15mmのⅠspポリープ．分葉傾向あるが，陥凹やくずれはない

内視鏡治療：EMR, RS, 15mm, Adenocarcnoma in adenoma

Check Point

- 亜有茎性の病変として描出される．
- 体位によって病変の茎部を中心に可動，形状が変化し描出される場合がある．重力方向を考慮し観察をする．
- 表面の形状を観察する．

症例 05　Isp：盲腸　60代・男性　タギング有効症例　便潜血陽性

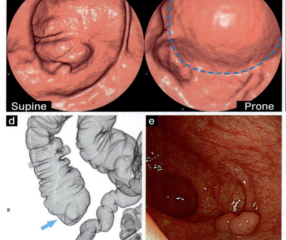
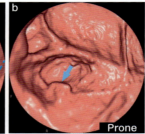
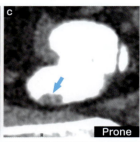

画像所見

- a VE：盲端に亜有茎性病変．逆体位では残液（点線）で判別不能
- b VE（クレンジング処理）：クレンジング処理で残液内の隆起性病変が描出された
- c MPR：標識された残液内に欠損像がある．隆起の形状がわかる
- d VR(air images)：隆起性病変を認める
- e 内視鏡

内視鏡治療：EMR, C, 10mm, Tubular adenoma

症例 06　Isp：上部直腸　60代・男性　標識された残渣の付着例　便潜血陽性

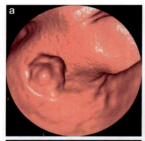
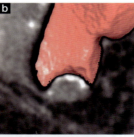
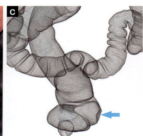
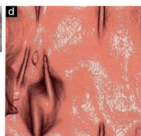
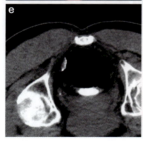
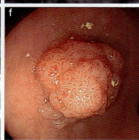

画像所見

- a VE：表面が凸凹した亜有茎性病変
- b VE＋MPR：辺縁に標識された残渣の付着を認める
- c VR（air image）：隆起性病変を認める
- d VGP
- e axial：隆起に標識された残渣が付着している
- f 内視鏡

内視鏡治療：EMR, Ra, 20×18mm, Traditional serrated adenoma

Check Point

- 残渣を高吸収域に標識（タギング）することで，病変とのコントラストを高くし容易に描出することができる．
- 標識された残渣はクレンジング処理をすることで取り除くことができる．
- 隆起の辺縁に標識された残渣が付着することで便残渣との識別は難しくなる．
- 隆起の重力方向への可動，形状変化を観察し病変と残渣を判別する．

症例 07　Isp：S状結腸　60代・男性　ひきつれ症例　便潜血陽性

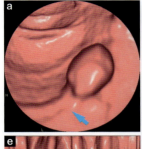
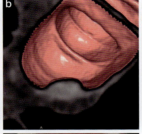
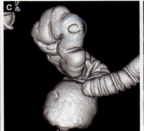
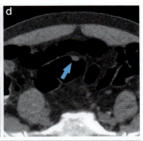
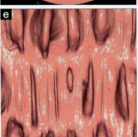
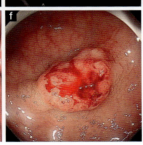

画像所見

- **a** VE：表面がわずかに凸凹した亜有茎性病変．ひきつれが観察できる
- **b** VE＋MPR：内部構造は均一
- **c** VR（solid image）：隆起性病変を認める
- **d** axial：内部構造は均一
- **e** VGP：楕円形の隆起を認める
- **f** 内視鏡：sm massiveを疑う

内視鏡治療：EMR, S, 15mm, tub1, pT1b, Ly0, V0

症例 08　Isp：上行結腸　60代・男性　ひきつれ症例　内視鏡挿入困難

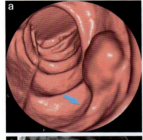
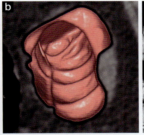
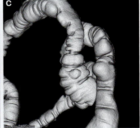
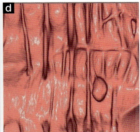
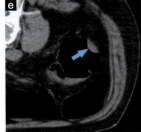
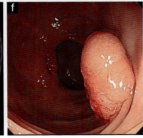

画像所見

- **a** VE：表面がわずかに凸凹した亜有茎性病変．ひきつれが観察できる
- **b** VE＋MPR：内部構造は均一
- **c** VR（solid image）：隆起性病変を認める
- **d** VGP：隆起の周囲がひきつれているのがわかる
- **e** axial（prone）：内部構造は均一
- **f** 内視鏡：ひだ集中＋，中央発赤強い．局注でnon-lifting sign＋

内視鏡治療：EMR, A, 18mm, tub1, pT1b, Ly0, V0

Check Point

- 高度浸潤癌の診断指標として，「緊満感」「びらん」「潰瘍」「ひだ集中」「変形・硬化像」などが参考にされる．
- 隆起性病変は多方向から観察する．接線方向から陥凹やひきつれの所見を描出することができる．

第5章　症例集

Ip

症例提示

症例 09 Ip：横行結腸　60代・男性　可動性症例   （便潜血陽性）

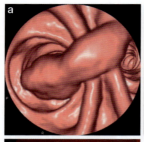
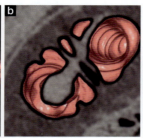
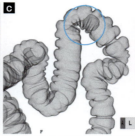
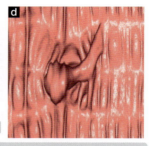
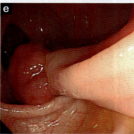

画像所見

- **a** VE：有茎性病変の茎から頭部までの全体像を把握することができる
- **b** VE＋MPR：内部構造は均一
- **c** VR（air image）：肝弯曲に下行結腸側に頭部が倒れた有茎性の隆起が描出される
- **d** VGP：有茎性の隆起が確認できる
- **e** 内視鏡

内視鏡治療：EMR, T, Tubulovillous adenoma

症例 10 Ip：S状結腸　60代・男性　タギング有効症例   （便潜血陽性）

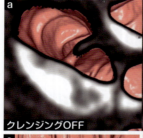
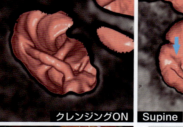
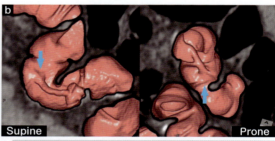
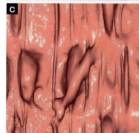
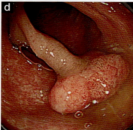

画像所見

- **a** VE＋MPR：クレンジング処理で残液内の有茎性病変が描出された
- **b** VE＋MPR：2体位で矢印を中心に可動している．基部が確認できる
- **c** VGP：有茎性の隆起を認める
- **d** 内視鏡

内視鏡治療：EMR, S, 12mm, Tubular adenoma

症例 11　Ip：S状結腸　40代・男性　腺腫内癌　術前検査

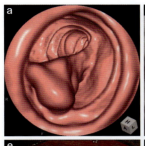
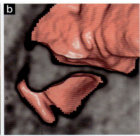
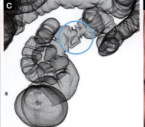
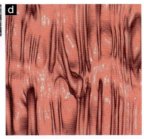
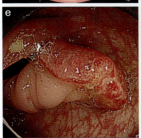
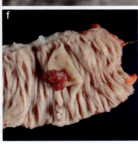

画像所見

- **a** VE：頭部の表面が凹凸した有茎性病変
- **b** VE＋MPR：内部構造は均一
- **c** VR（air image）：有茎性病変が描出されている
- **d** VGP：有茎性病変を認める
- **e** 内視鏡：腫瘍の頭頂部に陥凹を認め，緊満感あり．有茎性だがstalk invasionが疑われる
- **f** 手術治療：S, 14×18mm, tub1, Ly0, V1, Stage I

Check Point

- 有茎性の病変として描出される．
- 頭部の形状を観察する．
- 内視鏡検査では全体像を把握するのが困難な場合があるが，大腸CT検査では描出しやすい．
- 基部を中心に重力方向へ頭部が大きく移動する場合があり，2体位で確認する．
- 茎と腸管粘膜面との間に残渣が入る場合があり残渣との識別に注意が必要．

IIa

症例提示

症例 12　IIa：上行結腸　70代・男性　　人間ドック

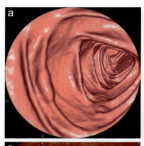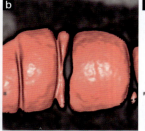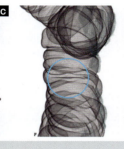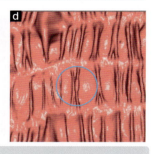

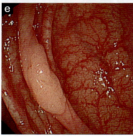

画像所見

- **a** VE：半月ひだ上に丈の低い隆起性病変
- **b** VE＋MPR：半月ひだの一部に肥厚を認める
- **c** VR（air image）：半月ひだにわずかな太まりを観察できる
- **d** VGP：半月ひだ上に隆起を認める
- **e** 内視鏡

内視鏡治療：EMR, A, 10mm, Tubular adenoma

症例 13　IIa：盲腸　70代・女性　　便潜血陽性

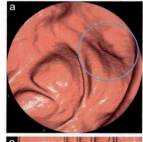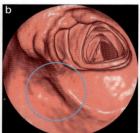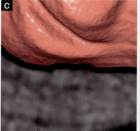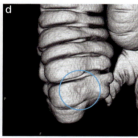

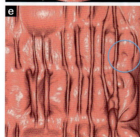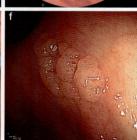

画像所見

- **a b** VE：丈の低い隆起性病変
- **c** VE＋MPR：わずかに隆起を認める
- **d** VR（solid image）：腸管壁の変化が描出されている
- **e** VGP：丈の低い隆起を認める
- **f** 内視鏡

内視鏡治療：EMR, C, 8mm, Tubulovillous adenoma

> **Check Point**
> - 丈の低い平坦な病変.
> - 前処置不良や良好な腸管拡張を得られない場合は，病変のサイズが大きくても確認できないことがある.

症例 14　Ⅱa：S状結腸　60代・女性　便潜血陽性

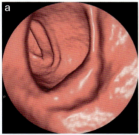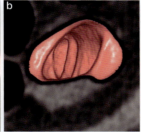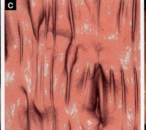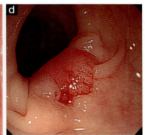

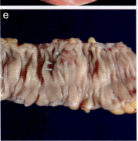

画像所見
- a VE：半月ひだ上に隆起性病変
- b VE＋MPR：内部構造は均一
- c VGP：半月ひだの肥厚を認める
- d 内視鏡：発赤調の隆起性病変，周囲からのひきつれがあり伸展不良
- e 手術治療：S, 20×15mm, tub1, pT4a, Ly0, V0, StageⅡ

症例 15　Ⅱa：上行結腸　70代・女性　ひきつれ症例　便潜血陽性

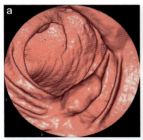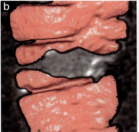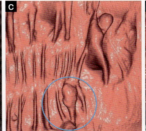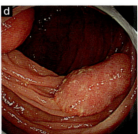

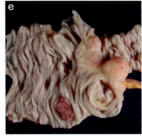

画像所見
- a VE：半月ひだ上に表面が凹凸した隆起性病変．ひきつれが観察できる
- b VE＋MPR：内部構造は均一．標識された残渣が付着している
- c VGP：半月ひだ上に隆起を認める．対側にバウヒン弁がある
- d 内視鏡：バウヒン弁の対側に20mm大のⅡa．ひだはひきつれている
- e 手術治療：A, tub2, pT1b, Ly0, V1, StageⅠ

Check Point
- 隆起を多方向から観察し，高度浸潤癌の可能性がないかを確認する．

Ⅱa＋Ⅱc

症例提示

症例 16　Ⅱa＋Ⅱc：横行結腸　70代・男性　ひきつれ症例　便潜血陽性

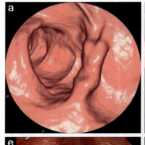
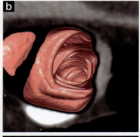
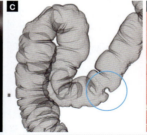
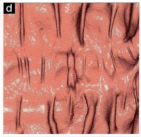
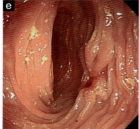
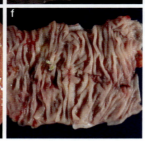

画像所見

- a VE：中央に陥凹を伴った隆起性病変
- b VE＋MPR：中央に陥凹を認める
- c VR（air image）：半月ひだの肥厚を認める
- d VGP：半月ひだが肥厚している
- e 内視鏡：中央陥凹部の腺管構造は無構造．周囲のひだ集中あり．送気でも変形しない硬さあり
- f 手術治療：T, 15×12mm, por2, pT1b, Ly2, V1, Stage Ⅰ

症例 17　Ⅱa＋Ⅱc：S状結腸　60代・女性　便潜血陽性

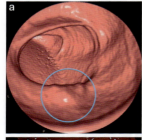
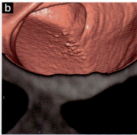
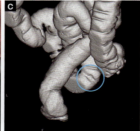
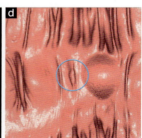
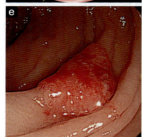
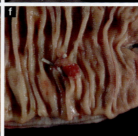

画像所見

- a VE：半月ひだ上に陥凹を伴う隆起性病変
- b VE＋MPR：丈の低い隆起を認める
- c VR（solid image）：半月ひだの一部が肥厚している
- d VGP：半月ひだ上に隆起を認める
- e 内視鏡：陥凹を伴った隆起性病変
- f 手術治療：S, tub1, pT1b, Ly0, V0, Stage Ⅰ

症例 18　IIa+IIc：上行結腸　70代・女性　バウヒン弁との識別症例

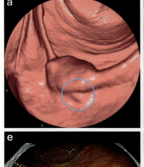 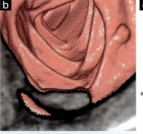 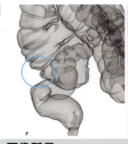 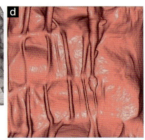

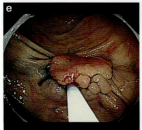 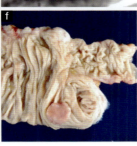

画像所見

- **a** VE：半月ひだ上に陥凹を伴う隆起性病変．基部に結節様隆起を認める
- **b** VE＋MPR：内部構造はほぼ均一
- **c** VR（air image）：隆起性病変を認める
- **d** VGP：半月ひだの一部が肥厚している
- **e** 内視鏡：回盲部バウヒン弁対側に20mmのIIa＋IIc, non-lifting sign＋
- **f** 手術治療：A, 20×22mm, tub2, pT1b, Ly0, V0, Stage I

症例 19　IIa+IIc：盲腸　80代・女性　バウヒン弁との識別症例　便潜血陽性

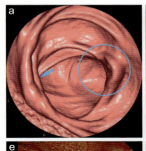 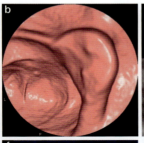 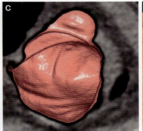 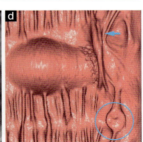

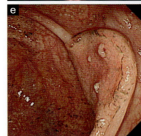 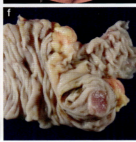

画像所見

- **a b** VE：バウヒン弁（➡）対側に陥凹を伴う隆起性病変
- **c** VE＋MPR：内部構造は均一
- **d** VGP：バウヒン弁（➡）対側に隆起性病変．中央が陥凹しているように観察できる
- **e** 内視鏡：病変自体の隆起は乏しい．sm massiveと考える
- **f** 手術治療：C, 20×20mm, tub1, pT2, Ly1, V0, Stage I

Check Point

- 隆起の丈は低く，中央部が陥凹している病変．
- 陥凹やひだのひきつれを伴う所見は，多方向からの観察が必要．

第5章　症例集

LST-G

症例提示

症例20　LST-G：盲腸　70代・男性　　便潜血陽性

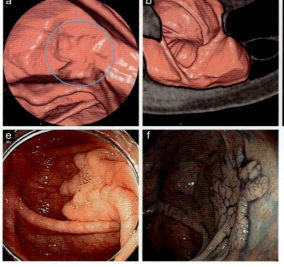
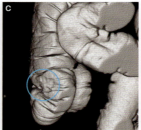
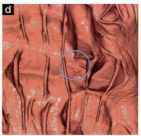

画像所見

- a VE：盲腸に丈の低いカエデ様の隆起を認める
- b VE＋MPR：丈の低い隆起を認める
- c VR（solid image）：辺縁不整な隆起を認める
- d VGP：隆起を指摘するのは難しいが描出されている
- e 内視鏡：盲腸に40mmのLST-G（Homo）
- f 内視鏡：色素散布像

内視鏡治療：ESD, C, 41×40mm, Tubulovillous adenoma

症例21　LST-G：S状結腸　60代・女性　周囲低隆起症例

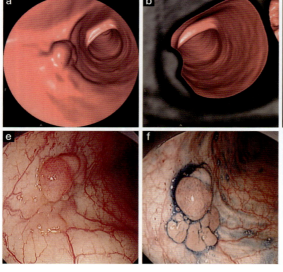
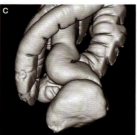
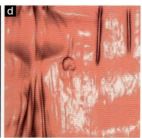

画像所見

- a VE：隆起の周囲に丈の低い隆起を認める
- b VE＋MPR：内部構造は均一．丈の低い隆起も確認できる
- c VR（solid image）：隆起性病変の周りに丈の低い隆起が描出される
- d VGP：隆起を認める
- e 内視鏡：18×17mmのLST-G（mix）
- f 内視鏡：色素散布像

内視鏡治療：EMR, S, Tubulovillous adenoma

症例 22　LST-G：S状結腸　60代・女性　周囲低隆起症例　便潜血陽性

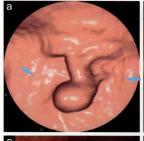
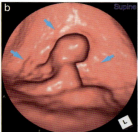
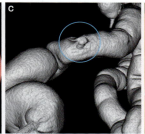
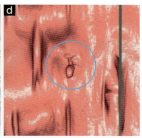
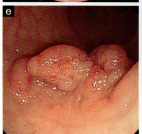
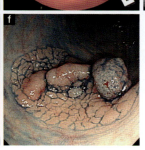

画像所見
- **a b** VE：Ⅰp様の隆起周囲に丈の低い隆起を認める
- **c** VR（solid image）：隆起性病変の周りに丈の低い隆起が描出される
- **d** VGP：隆起を認める．その周囲に丈の低い隆起が観察できる
- **e** 内視鏡
- **f** 内視鏡：色素散布像

内視鏡治療：ESD, S, 38×36mm, Tubulovillous adenoma

症例 23　LST-G：上行結腸　80代・男性　便潜血陽性

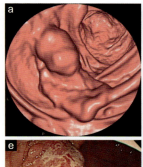
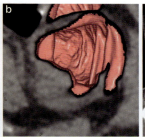
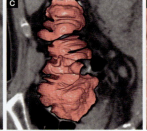
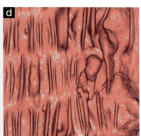
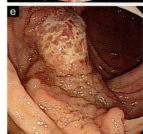
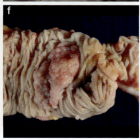

画像所見
- **a** VE：隆起の周囲に丈の低い隆起を伴う病変
- **b** VE＋MPR：丈の低い箇所も病変の一部なのがわかる
- **c** VE＋MPR：リンパ節の腫大を認める
- **d** VGP：凹凸のある隆起を認める
- **e** 内視鏡：病変内に発赤陥凹した部位があり，進行癌を疑う
- **f** 手術治療：A, 30×60mm, muc, pT3, Ly1, V0, StageⅢa

Check Point
- homogeneous typeは，腸液などの影響で顆粒の形状がはっきりしない場合がみられる．
- nodular mixed typeは，隆起の周囲に丈の低い隆起がないか観察する．

第5章　症例集

LST-NG

症例提示

症例 24　LST-NG：横行結腸　60代・男性　　スクリーニング

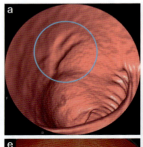
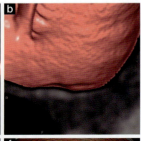
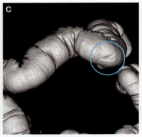
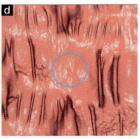
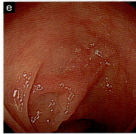
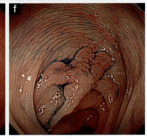

画像所見

- a VE：偽足様の丈の低い隆起性病変
- b VE＋MPR：丈の低い隆起を認める
- c VR（solid image）：隆起を指摘するのは困難
- d VGP：丈の低い隆起を認める
- e 内視鏡
- f 内視鏡：色素散布像

内視鏡治療：ESD, T, 13mm, Tubular adenoma

症例 25　LST-NG：上行結腸　60代・男性　　便潜血陽性

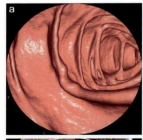
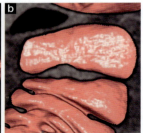
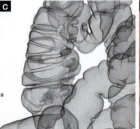
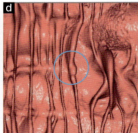
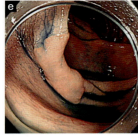

画像所見

- a VE：半月ひだ上に陥凹を伴う隆起性病変
- b VE＋MPR：内部構造は均一
- c VR（air image）：半月ひだがわずかに肥厚している
- d VGP：半月ひだの一部が肥厚している
- e 内視鏡：LST-NG（flat elevated type）を認める．半月ひだ上にまたがっているが，ひだのひきつれ，陥凹，発赤，壁硬化は指摘できない

内視鏡治療：ESD, A, 27×24mm, Tubular adenoma

Check Point

- 陥凹型腫瘍に相似する病変や，腫瘍辺縁が外に凸な偽足様所見を呈するものがある．
- 病変を意識して観察しないと実際は描出されていても病変を見落とす場合がある．

症例 26　LST-NG：下行結腸　70代・男性　便潜血陽性

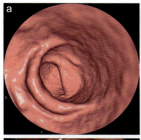 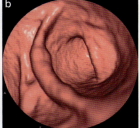 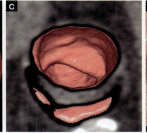 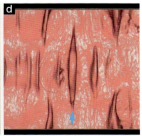

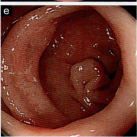

画像所見

- **a b** VE：半月ひだは肥厚しその中央にわずかに陥凹を認める
- **c** VE＋MPR：内部構造は均一
- **d** VGP：半月ひだの太まりを認める
- **e** 内視鏡：半周性のLST-NG FE（flat elevated type）．半月ひだ上にあるためやや厚みがある
- 内視鏡治療：ESD, D, 30×25mm, tub1, pT1a, Ly0, V0

1型腫瘍

症例提示

症例 27　1型腫瘍：上部直腸　50代・女性　便潜血陽性

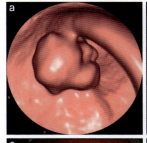 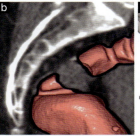 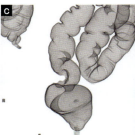 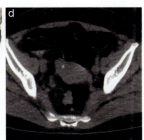

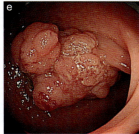 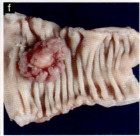

画像所見

- **a** VE：表面に凹凸を伴う隆起性病変
- **b** VE＋MPR：内部構造は均一
- **c** VR（air image）：直腸に陰影欠損，弧状変形
- **d** axial：直腸に凹凸のある隆起性病変を認める
- **e** 内視鏡：陥凹面が広く緊満感あり
- **f** 手術治療：Ra, 30×35mm, tub1, pT1b, Ly0, V0, Stage I

2型腫瘍

症例提示

症例 28　2型腫瘍：上行結腸　80代・男性　　CTC検査希望

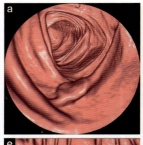
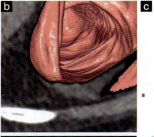
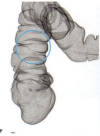
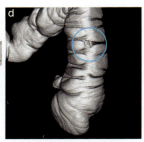
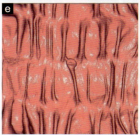
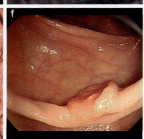

画像所見

- **a** VE：平皿状の陥凹を伴う隆起性病変
- **b** VE＋MPR：わずかに中央に陥凹を認める
- **c** VR（air image）：半月ひだの端が肥厚している
- **d** VR（solid image）：隆起性病変．中央に陥凹が描出される
- **e** VGP：半月ひだの端に隆起を認める
- **f** 内視鏡：2型腫瘍．サイズは小さくひきつれてはいないが，周堤を伴い陥凹部は無構造pit．進行癌を疑う

病理：Adenocarcinoma

症例 29　2型腫瘍：S状結腸　80代・男性　　便潜血陽性

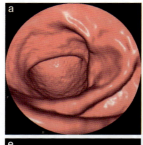
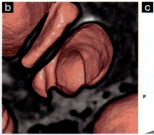
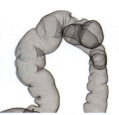
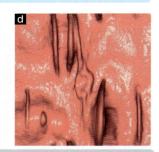
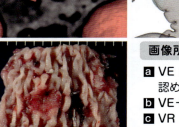

画像所見

- **a** VE：中央に陥凹がある隆起性病変，ひきつれを認める
- **b** VE＋MPR：内部構造は均一．中央に陥凹を認める
- **c** VR（air image）：陰影欠損，台形状変形
- **d** VGP：隆起の中央に陥凹を認める．周囲にひきつれがみられる
- **e** 内視鏡：2型腫瘍．送気で形状変化なし．深達度MP以深と考える
- **f** 手術治療：S, 20×17mm, tub2, pT2, Ly0, V0, StageⅠ

症例 30　2型腫瘍：直腸S状部　60代・男性　術前検査

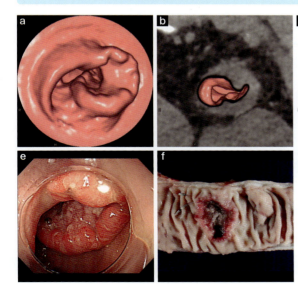
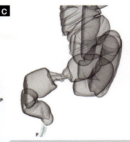
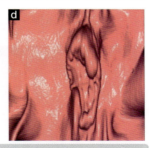

画像所見

- **a** VE：腫瘍の中央が陥凹し，周堤の境界がはっきりしている
- **b** VE+MPR：管腔の3/4周は壁肥厚し，腸管傍リンパ節は腫大している
- **c** VR（air image）：管腔は狭小化している．apple core sign
- **d** VGP：周堤と中央に陥凹を認める
- **e** 内視鏡：RSに2型腫瘍（3/4周）
- **f** 手術治療：RS, 40×50mm, tub2, pT4a, Ly0, V3, StageIIIa

症例 31　2型腫瘍（平皿状）：盲腸　60代・女性　便潜血陽性

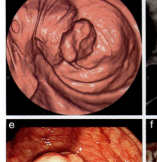
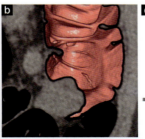
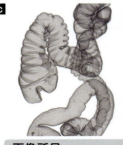
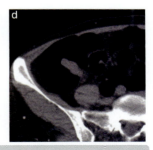
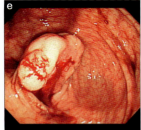
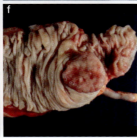

画像所見

- **a** VE：虫垂開口部付近に隆起性病変を認める．基部周囲にひきつれを認める
- **b** VE+MPR：腸管傍リンパ節の腫大が確認できる
- **c** VR（air image）：盲腸に陰影欠損を認める
- **d** axial：内部構造は均一
- **e** 内視鏡：平皿状の2型腫瘍
- **f** 手術治療：C, 35×33mm, por1, pT3, Ly1, V0, StageIIIb

Check Point

- 腫瘍の中央が陥凹し，周りの盛り上がり（周堤）の境界がはっきりしている．
- MPR画像などでリンパ節の腫大など腸管外を確認することができる．

脂肪腫

症例提示

症例 32　脂肪腫：横行結腸　80代・女性　便潜血陽性

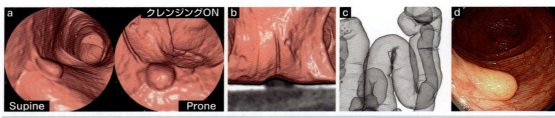

画像所見

- **a** VE：表面平滑な隆起性病変．2体位で形状が変化している
- **b** VE＋MPR：CT値は脂肪レベル．周囲に標識された残渣が観察できる
- **c** VR（air image）：辺縁平滑な隆起を認める
- **d** 内視鏡：横行結腸に黄色調で表面平滑な脂肪腫を認める

> **Check Point**
> - 多くの場合は体位変換で形状変化がみられる．逆体位では薄くつぶれて指摘できない場合もある．
> - 隆起の内部を計測し，CT値で脂肪を識別する．

リンパ管腫

症例提示

症例 33　リンパ管腫：横行結腸　40代・男性　便潜血陽性

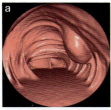 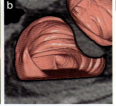 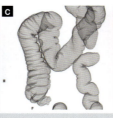 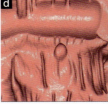 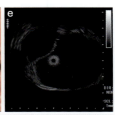

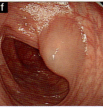

画像所見

- a VE：表面平滑な隆起
- b VE＋MPR：CT値は嚢胞レベル．腸管内にある残液と同等な値
- c VR（air image）：辺縁平滑な隆起性病変を認める
- d VGP：表面がなだらかな隆起を認める
- e EUS：内部は第2〜3層の無エコーとして描出
- f 内視鏡：弾性軟で透明感があり，液体成分を考える．上皮には問題なく，嚢胞性の病変

症例 34　リンパ管腫：上行結腸　50代・女性　便潜血陽性

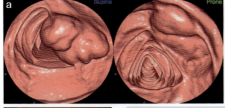 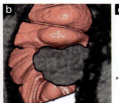 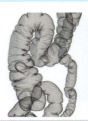 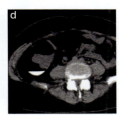

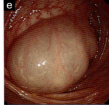

画像所見

- a VE：巨大隆起．2体位で形状が変化を認める
- b VE＋MPR：CT値は嚢胞レベル
- c VR（air image）：隆起性病変を認める
- d axial：上行結腸に嚢胞性病変を認める
- e 内視鏡：表面平滑で柔らかい．色調は正色調ないし白色調で透明感を有する

Check Point

- 隆起内部のCT値は嚢胞レベルを示す．
- 体位変換で形状変化がみられ，逆体位では薄くつぶれて指摘できない場合もある．ほとんどが単発で存在する．
- 脂肪腫との違いを内視鏡検査では弾力性や透過性で判断できるが，この検査ではCT値で識別できる．

第5章　症例集

腸管嚢胞様気腫症（PCI）

症例提示

症例 35　腸管嚢胞様気腫症（PCI）：上行結腸　20代・男性　　内視鏡後確認検査

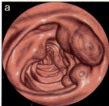
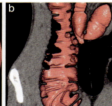
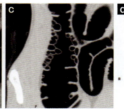
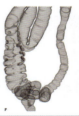
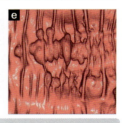
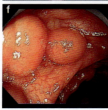

画像所見

- a　VE：表面平滑な半球状の隆起が多発．腸管壁の情報が保たれていない
- b　VE＋MPR：隆起内部のCT値は空気レベル
- c　MPR：腸管壁内に多発性の含気性気腫を認める
- d　VR（air image）：憩室とは異なり内部に隆起している
- e　VGP：隆起が連続し融合している
- f　内視鏡：上行結腸に大小不同の半球状の半透明な隆起が多発

症例 36　腸管嚢胞様気腫症（PCI）：上行結腸　70代・男性　　便潜血陽性

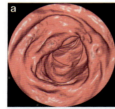
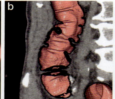
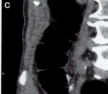
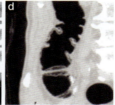
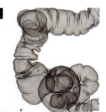
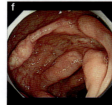

画像所見

- a　VE：表面平滑なひだの肥厚を多数認める．腸管壁の情報は保たれていない
- b　VE＋MPR：腸管壁にair像を認める
- c d　MPR：蜂巣状の含気性病変が描出される
- e　VR（air image）：腸管の辺縁は不整
- f　内視鏡：透見性のあるなだらかな粘膜下腫瘍様の隆起の多発を認める

> **Check Point**
> - 腸管壁の粘膜下層または漿膜下層に多房状，蜂巣状の含気性気腫を形成する病変．
> - 表面は平滑で半球状隆起が多発し，融合するものもある．
> - VEでは多数の隆起を認めるが腸管壁の情報は保たれていない．
> - MPR画像などで隆起内部に気体を証明でき，客観的に評価することができる．

腸管子宮内膜症

症例提示

症例 37　腸管子宮内膜症：S状結腸　40代・女性　　下腹部痛

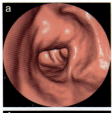 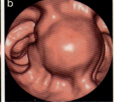 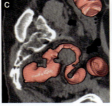 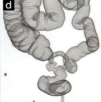 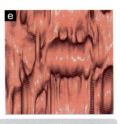

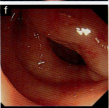

画像所見

- **a b** VE：表面平滑な隆起性病変の周囲にひだの収束がみられる
- **c** VE＋MPR：片側からの隆起がみられ，管腔は狭小化している
- **d** VR（air image）：片側性の陰影欠損がみられる
- **e** VGP：連続した隆起を認める
- **f** 内視鏡：狭窄部粘膜に明らかな上皮性変化乏しい．弾性はやや軟
- 病理：やや浮腫状の粘膜．腺管配列密度はほぼ保たれており，炎症細胞浸潤は軽度，好中球浸潤は乏しい．特異的な炎症像，腫瘍性変化はない

症例 38　腸管子宮内膜症：S状結腸　40代・女性　　内視鏡不通過

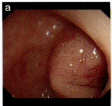 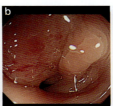 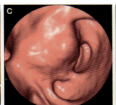 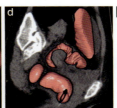 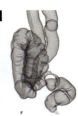

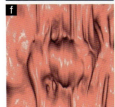

画像所見

- **a b** 内視鏡：S状結腸までの挿入．癒着，疼痛症状が強く深部への挿入を断念．S状結腸で大腸粘膜は浮腫様になり，やや発赤調であった
- **c** VE：比較的表面平滑な隆起性病変の周囲にひだの収束像がみられる
- **d** VE＋MPR：S状結腸からRSに隆起性病変，管腔は狭小化している
- **e** VR（air image）：片側性の陰影欠損がみられる
- **f** VGP：連続した隆起を認める

Check Point

- 子宮内膜組織が異所性に腸管壁に増殖したもの．
- S状結腸からRSの前壁を主体とした片側の隆起性病変としてみられる．
- ひだのひきつれを伴う腫瘍としても観察できるため識別が必要．

大腸憩室疾患

症例提示

症例39　大腸憩室症：60代・男性

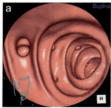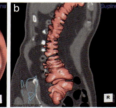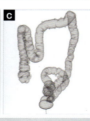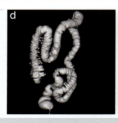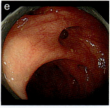
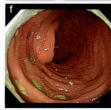

画像所見

- **a** VE：憩室が多発している
- **b** VE＋MPR：腸管壁外に突出する憩室とその内部に高吸収域の残渣を認める
- **c d** VR（air image, solid image）：S状結腸から盲腸に腸管外への突出する憩室を多数認める．上行結腸は憩室のため拡張不良
- **e f** 内視鏡：憩室が多発し内部に残渣がみられる

Check Point

- 憩室は大腸壁の弱い部分が腸管内圧の上昇によって壁外に袋状に突出した状態になる．
- 80％は無症状のため，腸管拡張が不良な場合に憩室を疑うことができる．
- 無理に炭酸ガスの注入圧を上げると穿孔を起こすリスクがあり注意が必要．

症例40　憩室多発（S状結腸膀胱瘻）：S状結腸　60代・女性　［内視鏡挿入困難］

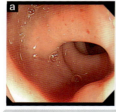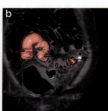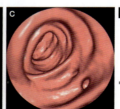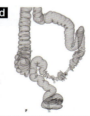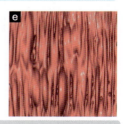

画像所見

- **a** 内視鏡：S状結腸に大腸憩室が多発，発赤あり．横行結腸まで挿入するが，強い疼痛があり挿入を断念
- **b** VE＋MPR：S状結腸に憩室が散在し，腸管は肥厚している．S状結腸と膀胱の間に瘻孔がみられる
- **c** VE：憩室が確認できる
- **d** VR（air image）：上行結腸に憩室，下行結腸からS状結腸に憩室が散在し腸管拡張は不良
- **e** VGP：憩室を多数認める

Check Point

- 瘻孔はS状結腸と膀胱の間に発生する場合がある．憩室が多臓器に接触や破裂した場合に形成される．

| 症例 41 | 憩室多発部の2型腫瘍：S状結腸　70代・男性 | 便潜血陽性 |

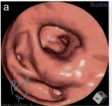 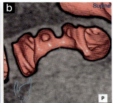 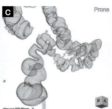 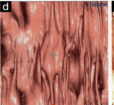 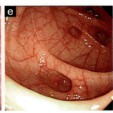

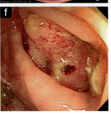

画像所見

- **a** VE：憩室が多発し管腔は狭いがその中に隆起性病変を認める
- **b** VE＋MPR：内部構造は均一
- **c** VR（air image）：S状結腸は憩室が多発し変形している
- **d** VGP：憩室が散在している中に隆起を認める
- **e f** 内視鏡：S状結腸に2型腫瘍．口側へscope通過できず

病理：Adenocarcinoma

Check Point

- この症例は，管腔の狭小化のため視野が狭くなり病変を指摘しにくいが，仮想展開画像（VGP）によって隆起の存在が指摘できている．

S状結腸鼠径ヘルニア

症例提示

| 症例 42 | S状結腸鼠径ヘルニア：S状結腸　70代・男性 | 便潜血陽性 |

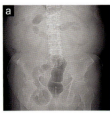 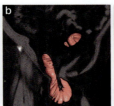 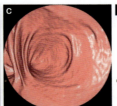 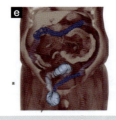

画像所見

- **a** スカウト画像：右鼠径部にガスのたまりが確認でき，鼠径ヘルニアの可能性が高いため注入を中止した
- **b** VE＋MPR：鼠径ヘルニアより口側が拡張していない
- **c** VE：鼠径部で狭窄している
- **d** VR（air image）：鼠径部までの拡張は良好
- **e** 3D画像：狭窄のため炭酸ガスが腸管内に入っていない
- **f** 鼠径ヘルニア術後に再度実施したCTC：全領域において拡張良好

Check Point

- 炭酸ガスが途中で注入しにくい場合には，閉塞性の疾患の可能性もあり，スカウト画像などで腹腔内のガスの状態を確認するのが有効．

潰瘍性大腸炎（UC:ulcerative colitis）

症例提示

症例43　潰瘍性大腸炎：60代・女性　　術前検査

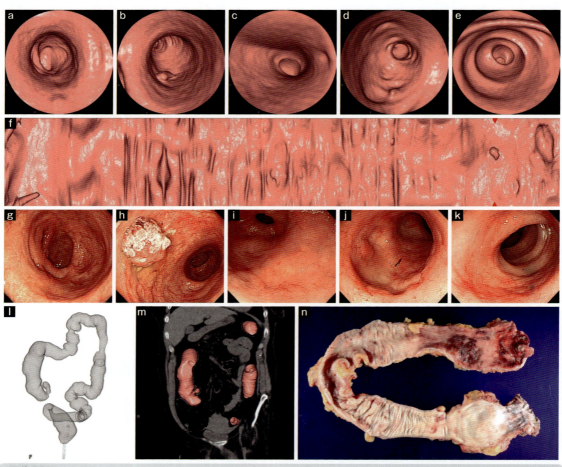

画像所見

- a〜e VE：半月ひだ，結腸ひもが消失している．ポリープ様の隆起を認める
- f VGP：半月ひだ，結腸ひもが消失している
- g〜k 内視鏡：全大腸に瘢痕状の粘膜とびらん散在，脾弯曲から下行結腸は鉛管状の腸管となっている
- l VR（air image）：腸管は鉛管状になっている．下行結腸の一部は狭くなっている
- m VE+MPR：半月ひだ，結腸ひもが消失している
- n 手術治療：tub1, pT2, Ly0, V0, StageⅠ．活動性の炎症像を認める．ポリープは炎症性ポリープ．下行結腸に粘膜固有層まで浸潤する腺癌を認める

症例 44 　潰瘍性大腸炎：50代・男性　　下痢

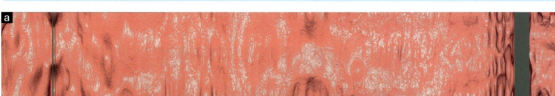
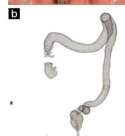
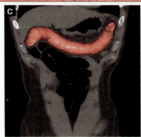
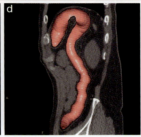
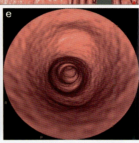

画像所見

- a　VGP：半月ひだ，結腸ひもが消失している
- b　VR（air image）：ハウストラの消失（鉛管像），腸管の短縮を認める
- c d　VE＋MPR：半月ひだ，結腸ひもが消失している
- e　VE：半月ひだが消失している

> **Check Point**
> - 直腸から連続するびまん性の炎症像．
> - 画像の特徴として，ハウストラの消失（鉛管像），管腔の狭小化，腸管の短縮がある．

クローン病（CD：Crohn's disease）

症例提示

症例 45 クローン病：盲腸〜横行結腸　30代・男性　便潜血陽性

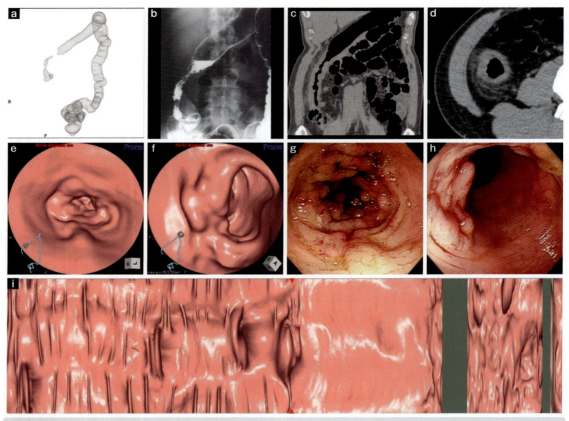

画像所見

- **a** VR（air image）：上行結腸に狭窄を認める
- **b** 注腸像：注腸X線検査でも上行結腸に狭窄を認める
- **c** MPR：上行結腸は肥厚し管腔は狭小化している
- **d** axial：腸管は肥厚し周囲の脂肪織は混濁している
- **e** VE：上行結腸に多数の隆起を認める
- **f** VE：脾弯曲に不整形な隆起性病変
- **g** 内視鏡：上行結腸に敷石像を認める
- **h** 内視鏡：横行結腸（脾弯曲）に不整形潰瘍を認める
- **i** VGP

病理：Crohn病

Check Point

- 非連続性または区域性の病変（skip lesion）.
- 画像の特徴として縦走潰瘍，敷石像，不整形潰瘍，多発アフタを認める.

虫垂粘液腫

症例提示

症例 46 　虫垂粘液性腫瘍：盲腸　70代・男性　　便潜血陽性

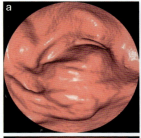
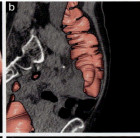
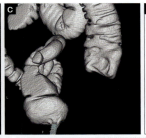
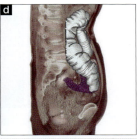
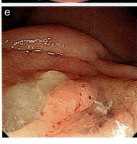
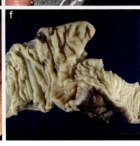

画像所見

- **a** VE：盲端に低い隆起を認める．虫垂開口部ははっきりしない
- **b** VE＋MPR：虫垂の腫大を認める
- **c** VR（solid image）：盲端に圧排像
- **d** 3D画像：虫垂の囊胞性病変（紫色）を認める
- **e** 内視鏡：盲腸に腫瘍を認める．周囲は粘膜付着多く，粘液分泌に富んだ腫瘍を疑う
- **f** 手術治療：50×50mm, Low-grade appendiceal mucinous neoplasm

---

Check Point

- 虫垂の病変は，VEの観察だけではわかりにくく，axialやMPRなどで所見がないかを確認する．
- 虫垂に囊胞性病変を認めた場合は，過形成，腺腫，癌の可能性を考える．

腸管悪性リンパ腫

症例提示

症例 47 盲腸悪性リンパ腫：盲腸　70代・男性　内視鏡挿入困難

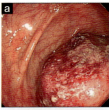
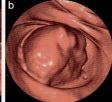
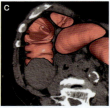
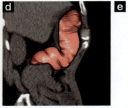
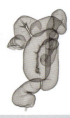
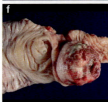

画像所見

- a 内視鏡像：内腔を占拠する巨大な腫瘍を認める．病変の基部は不明で腫瘍により口側は確認できない
- b VE：巨大な隆起性病変を認める．虫垂開口部ははっきりしない
- c d VE＋MPR：盲端の内部構造は均一で巨大病変を認める
- e VR（air image）：盲端は描出されない
- f 手術治療：C, 60×58mm, Diffuse large B-cell lymphoma

症例 48 回腸悪性リンパ腫：回腸末端　70代・女性　便潜血陽性

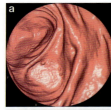
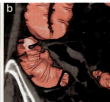
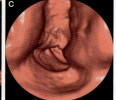
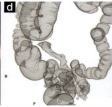
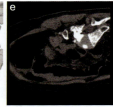
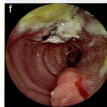

画像所見

- a VE：バウヒン弁は正常に描出されている
- b VE＋MPR：回腸末端の腸管は肥厚している
- c VE：回腸末端の仮想内視鏡像
- d VR（air image）：回腸末端の管腔は狭小化している
- e CPR：小腸に連続した肥厚を認める
- f ダブルバルーン内視鏡：3／4周の不整潰瘍性病変．厚い白苔が付着している

病理：Diffuse large B-cell lymphoma

Check Point

- 好発部位は盲腸と回腸．
- 肉眼型は潰瘍型や隆起型などがある．CTCでは悪性リンパ腫との識別は難しい．
- 回腸の病変はMPR像などで確認することができる．

直腸カルチノイド

症例提示

症例 49　直腸カルチノイド：直腸　40代・女性　術前検査

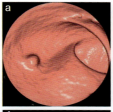 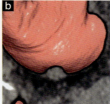 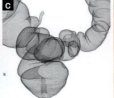 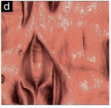 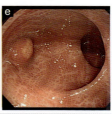

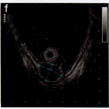

画像所見

- **a** VE：表面平滑な無茎性病変
- **b** VE＋MPR：内部構造は均一
- **c** VR（air image）：直腸に隆起性病変を認める
- **d** VGP：隆起を認める
- **e** 内視鏡：黒褐色の色素沈着（メラノーシス）を認める．Ra～Rbに径11mmの黄白色調の粘膜下腫瘍を認める．中心に浅い陥凹を伴っている
- **f** EUS：第2層を中心とした境界明瞭な低エコー性の腫瘍を認める

病理：Carcinoid tumor

Check Point

- カルチノイドは消化管の粘膜深層にある内分泌細胞に由来する悪性腫瘍．半球状の隆起やIsポリープ様の病変として認められる．腫瘍径が10mmを超えるものは中心陥凹を有する場合がある．
- CTCではカルチノイドとポリープの識別は難しい．

虚血性腸炎

> 症例提示

症例 50　虚血性腸炎：横行結腸　60代・女性　　内視鏡挿入困難

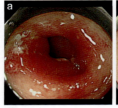 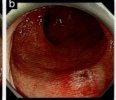 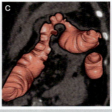 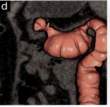 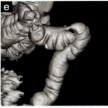

画像所見

- **a b** 内視鏡：虚血性腸炎治療後の狭窄
- **c d** VE＋MPR：脾弯曲の管腔は狭く片側性変形を認める
- **e f** VR（solid image, air image）：肝弯曲は変形し，管腔の一部に狭小箇所を認める

Check Point
- 内視鏡検査では腸粘膜の浮腫，多発びらん，縦走潰瘍がみられる．
- CTCでは慢性期の所見として，狭窄や片側性変形を認める．

感染性腸炎

> 症例提示

症例 51　感染性腸炎：盲腸　50代・男性　　便潜血陽性

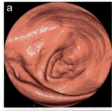 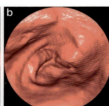 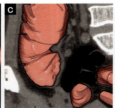 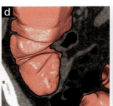 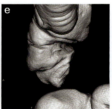

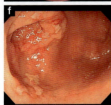

画像所見

- **a b** VE：盲端にわずかな隆起を認める
- **c d** VE＋MPR：虫垂は正常．盲端の壁は肥厚し腸管傍リンパ節は腫大している
- **e** VR（solid image）：盲端に壁の不整がみられる
- **f** 内視鏡：バウヒン弁から虫垂開口部に不整形なびらんが多発している
- 病理：高度の炎症細胞浸潤を伴った慢性活動性炎症

アメーバ性大腸炎

症例提示

症例 52　アメーバ性大腸炎：盲腸　40代・男性　便潜血陽性

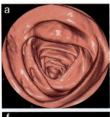 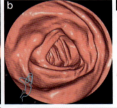 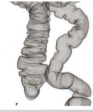 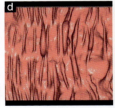 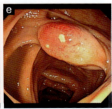

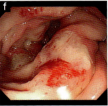

画像所見
- a b VE：半月ひだの著明な太まりを認める
- c VR（air image）：半月ひだの太まりを多数認める
- d VGP：半月ひだの肥厚が多発している
- e f 内視鏡：上行結腸に白苔の付着した潰瘍．びらんが散見される
- 病理：Amebic dysentery

腸管穿破

症例提示

症例 53　虫垂炎による腸管穿破：上行結腸　70代・女性　便潜血陽性

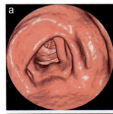 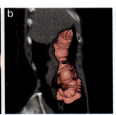 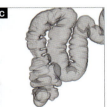 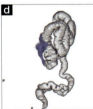 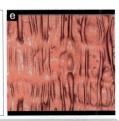

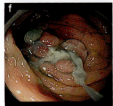

画像所見
- a VE：上行結腸に不整な隆起を認める
- b VE＋MPR：腫大した虫垂が開口部から上行結腸の隆起までつながっている
- c VR（air image）：上行結腸に壁の不整を認める
- d VR（air image）：虫垂（紫色）は腫大している
- e VGP：隆起を認める
- f 内視鏡：上行結腸に瘻孔があり，膿が腸管内に流出している
- 病理：軽い慢性炎症の所見．悪性所見なし

> **Check Point**
> - MPR画像などで腸管内外の位置関係の把握ができる．
> - この症例ではVEで上行結腸に広域な隆起があり，VE＋MPRで腸管外を確認すると，炎症によって腫大した虫垂が腸管壁に浸潤していた．

第5章　症例集

脈管病変

症例提示

症例54　直腸静脈血怒張：直腸　70代・女性　便潜血陽性

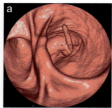 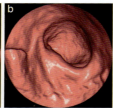 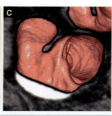 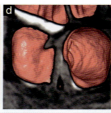 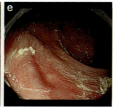

画像所見

- a VE：第1ヒューストン弁にわずかに陥凹を伴う隆起性病変を疑う
- b VE：ひきつれを伴う隆起性病変を疑う
- c d VE＋MPR：隆起の内部構造は均一．周囲の残渣は標識良好
- e 内視鏡：第1，第2ヒューストン弁上に腫瘍を疑う所見はない．反転すると弁上に静脈血の怒張を認めた

Check Point

- 腸管周囲の脈管の病変・変異が，腸管の病変にみえることがある．
- この症例では，CTCでヒューストン弁上に隆起性病変があるようにみえたが，内視鏡では静脈血の怒張であった．

人工肛門

症例提示

症例55　人工肛門からの炭酸ガス注入例（LST-NG）：盲腸　80代・女性　便潜血陽性

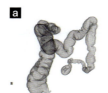 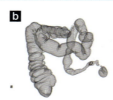 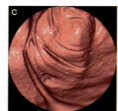 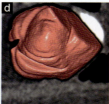 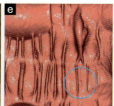

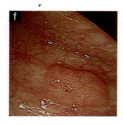

画像所見

- a b VR（air image）：人工肛門から炭酸ガスを注入．盲腸から下行結腸の腸管拡張は良好
- c VE：丈の低い隆起がみられる
- d VE＋MPR：わずかに隆起している
- e VGP：丈の低い隆起を認める
- f 内視鏡治療：EMR, A, 10mm, Tubulovillous adenoma

Check Point

- この症例ではバルーンを15cc拡張し，人工肛門から腸管拡張を行っている．

バルーンによる圧排

症例提示

症例56 Isp：下部直腸　40代・女性　バルーンによる盲点　便潜血陽性

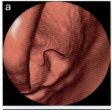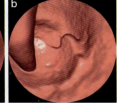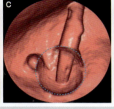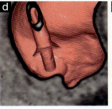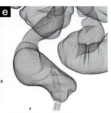

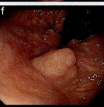

画像所見

- a b c VE：隆起性病変が5ccのバルーンで圧排（点線）されている
- d VE+MPR：隆起の内部構造は均一
- e VR（air image）：カテーテルの横に隆起を認める
- f 内視鏡：肛門縁に接する形で隆起を認める

病理：Benign lymphoid polyp

症例57 LST-G：上部直腸　50代・男性　カテーテルによる盲点　便潜血陽性

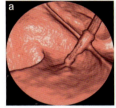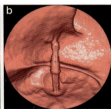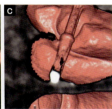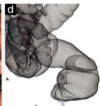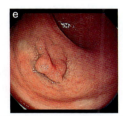

画像所見

- a b VE：丈の低い隆起性病変にカテーテル先端が接触している
- c VE+MPR：カテーテル先端で病変を圧排している．隆起の端に標識された残渣の付着を認める
- d VR（air image）：直腸壁に不整を認める
- e 内視鏡：直腸，第1ヒューストン弁より口側にLST，中央に軽度陥凹あり．病変の伸展は比較的良好

内視鏡治療：ESD, Ra, 20×20mm, tub1 with adenoma component, pTis, Ly0, V0

> **Check Point**
> ・直腸Rbの病変はバルーンやカテーテルの先端から圧排されている場合がある．

他臓器浸潤

症例提示

症例 58 膵臓腫瘍からの浸潤：下行結腸　70代・男性　便秘

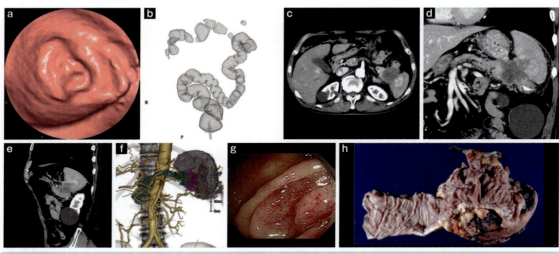

画像所見

- **a** VE：狭窄している
- **b** VR（air image）：腫瘍より肛門側の拡張は良好．口側に少量のガス像を認めるが拡張は不良
- **c d e** 造影CT（axial, coronal, sagittal）：膵尾部に腫瘍を認め，大腸と脾臓に浸潤している
- **f** 3D画像
- **g** 内視鏡：全周性の隆起を認め，内視鏡の通過は困難
- **h** 手術治療：55×35mm, Invasive ductal carcinoma. 膵尾部癌で，胃，左副腎，横行結腸，脾臓に浸潤している

Check Point

- 他臓器からの浸潤のため炭酸ガスの送気ができない場合がある．
- スカウト画像で腹腔内の状態を確認する．

内視鏡不通過例

症例提示

症例 59　2型腫瘍：横行結腸　70代・男性　残液充満による拡張不良例　内視鏡不通過

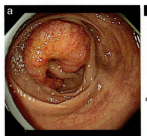
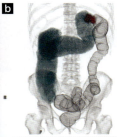
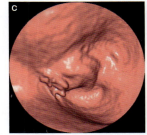
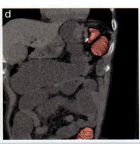
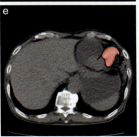

画像所見

- **a** 内視鏡：横行結腸に3/4周の2型腫瘍．内視鏡通過困難
- **b** VR：脾弯曲より口側は液体で満たされ拡張できない
- **c** VE：脾弯曲に狭窄（クリップあり）
- **d e** VE＋MPR：狭窄部より口側は残液が充満し，炭酸ガスは送気されず評価不能

症例 60　大腸憩室症：60代・女性　内視鏡不通過

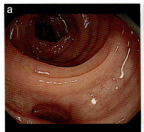
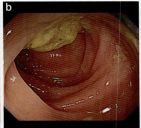
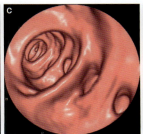
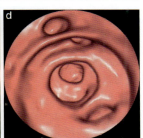
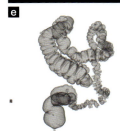
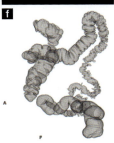

画像所見

- **a b** 内視鏡：S状結腸に憩室を多く認め，硬く，便もあり管腔がみえない．挿入困難にてCTCを追加
- **c d** VE：憩室が下行結腸からS状結腸に多発している
- **e f** VR（air image）：下行結腸からS状結腸に憩室が多発し管腔は狭小化している

Check Point

- 腫瘍による狭窄や疼痛によって内視鏡が口側に挿入できない場合がある．
- 腫瘍などによる狭窄で内視鏡が通過しない場合でも，炭酸ガスが送気できれば狭窄の口側を観察することができる．
- CTCでは狭小箇所の長さがわかる．
- 疼痛の原因には子宮粘膜症や憩室炎などによる癒着，大腸の過長や強い屈曲などがある．

症例 61　2型腫瘍（多発大腸癌）：70代・女性　　内視鏡不通過

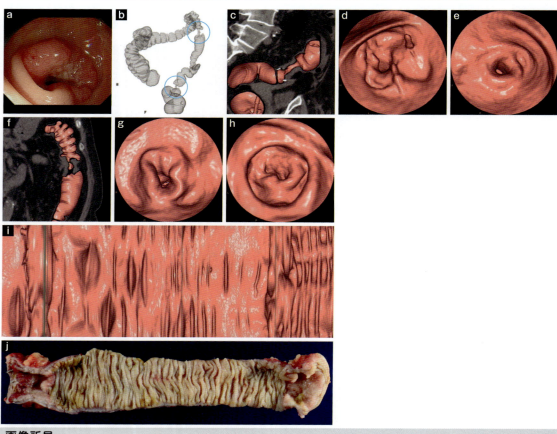

画像所見

- **a** 内視鏡：S状結腸に3/4周から全周の2型腫瘍．内視鏡が通過せず，口側の評価は不能
- **b** VR（air image）：S状結腸にapple core signを認め，さらに口側の下行結腸（脾弯曲）にもapple core signを認める．腫瘍間の腸管拡張は不良
- **c** VE＋MPR：腸管は肥厚し管腔は狭小化している．口側への腫瘍の大きさを確認することができる
- **d** VE：S状結腸に全周性の腫瘍（クリップあり）
- **e** VE：S状結腸の腫瘍の口側を観察できる
- **f** VE＋MPR：腸管は肥厚し管腔は狭小化している．腸管傍リンパ節が腫大している
- **g** VE：下行結腸の脾弯曲側にも全周性の腫瘍
- **h** VE：下行結腸の腫瘍の口側
- **i** VGP：隆起を2ヵ所認める
- **j** 手術治療：D, 35×55mm, tub2, pT4a, Ly0, V2／S, 40×45mm, tub2, pT4a, Ly1, V0, StageⅣ

参考文献

1）工藤進英ほか．平坦・陥凹型大腸癌の歴史と臨床．形態学的特徴を含めて．日本消化器病学会雑誌．vol.99, no.5, 463-8, 2002
2）中澤三郎ほか．CT colonography の臨床的研究．日本消化器がん検診学会雑誌．vol.49, no.6, 1105-13, 2011
3）大腸癌研究会編．大腸癌取扱い規約（第9版）．金原出版．2018
4）大腸癌研究会編．大腸癌治療ガイドライン 医師用2016年版．金原出版．2016
5）田中信治．大腸腫瘍診断（改訂版）．羊土社．2014
6）多田昌弘ほか．内視鏡所見のよみ方と鑑別診断－下部消化管（第2版）．医学書院．2009
7）柳川泰昭ほか．アメーバ性腸炎の内視鏡診断．IASR vol.37, 246-8, 2016
8）中村昌太郎ほか．小腸・大腸悪性リンパ腫の内視鏡診断．日本消化器内視鏡学会誌．vol.51, no.1, 3-9, 2009
9）日本消化器病学会編．クローン病診療ガイドライン．南江堂．2010
10）加藤貴司ほか．腸管嚢胞性気腫症の診断における大腸CT-3Dの有用性．日本消化器病学会雑誌．vol.109, no.4, 615-23, 2012
11）落合慈之．消化器疾患ビジュアルブック（第2版）．学研メディカル秀潤社．2014

第6章
大腸の基礎

1 大腸の解剖

2 大腸の役割

3 ポリープの発生

4 大腸癌取扱い規約の要点

5 病理画像の基礎

PART 1 大腸の解剖

1. 大腸の構造（図1～3）

　大腸（large intestine）とは盲腸（cecum）・結腸（colon）・直腸（rectum）をいう．

　大腸は小腸（small intestine）から続く腸の最後にあたる部分で，小腸の外側を囲むようにして存在している．

　太さは小腸の約2倍，長さは成人で約120～170cmの管腔臓器である．右下腹部の盲腸から結腸に続き，さらに右腹部の上行結腸（ascending colon），上腹部の横行結腸（transverse colon），左腹部の下行結腸（descending colon），下腹部にまわるS状結腸（sigmoid colon）と続き，骨盤内の直腸（rectum）となって肛門（anus）に続く．盲腸の先端には長さ6cmほどの虫垂（vermiform appendix）が付いている．

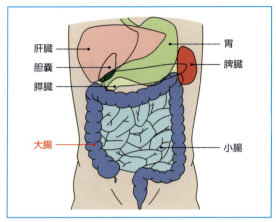

図1 腹部臓器との位置関係：正面

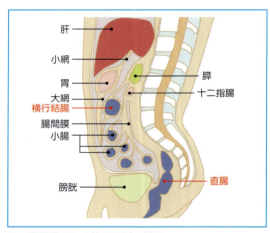

図2 腹部臓器との位置関係：側面

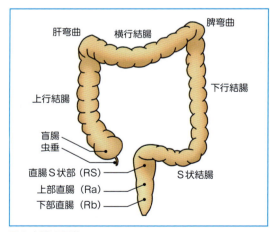

図3 大腸の区分

2. 大腸の区分（図4）

1）盲腸（cecum）

　盲腸は，臍と上腸骨を結ぶ直線の中点に位置している．大腸の右側下方に，小腸の末端である回腸（ileum）がつながる部分は回盲口と呼ばれ，大腸の側壁に回腸の一部が差し込まれたような形状となっている．

この突き入った部分には回盲弁（バウヒン弁）があり，一度大腸に進んだ内容物が小腸に逆流しないようになっている．

弁には上唇と下唇があり，これらが結合して回盲弁小帯を形成する．この回盲弁より下方向にある短い袋状の部分を盲腸といい，6～8cmの長さで，直径約6mm（日本人の平均）である．

回腸末端部，回盲弁，盲腸および上行結腸の一部から形成される小腸と大腸の境界部は，一般的に回盲部と呼称される．大腸の主要機能である水や塩分の吸収は行わない．

盲腸の後内側には1cm弱の太さで長さ6～7cmの突起状物である，退化的器官の虫垂があり，これは結腸の外側を縦走するひもの先端に位置する．この内部は締め付けられており，固形物が入り込むことはほとんどない．

虫垂の粘膜にはリンパ組織が豊富にあり，リンパ球や抗体がつくられる．青年期にはこの活動が活発になり過ぎ，炎症反応が引き起こされることがある．これが虫垂炎である．

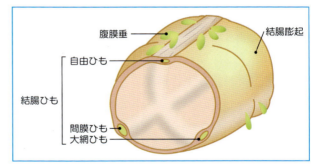

図4 盲腸と虫垂

2）結腸（colon）（図5～7）

結腸は小腸よりも直径は大きいが，壁は薄い．

大腸の大部分を占め，上行結腸（A：ascending colon）と横行結腸（T：transverse colon）の移行部は右結腸曲（right colic flexure／肝弯曲），横行結腸と下行結腸（D：descending colon）の移行部は左結腸曲（left colic flexure／脾弯曲）と呼ばれる．

結腸には次のような特徴がある．

・結腸膨起（ハウストラ／haustra）

結腸は連続した袋状の膨起で構成され，伸び縮みが可能である．断面は膨起と膨起の間で半月ひだが粘膜側に突出しており，このひだは右側結腸でより目立つ．

・結腸ひも（taenia coil）

結腸の表面には，3本の縦走するひも状構造が観察できる．結腸ひもは，外縦走筋の肥厚によってできたものである．結腸ひもは幅約8mmで，大網ひも，結腸間膜ひも（間膜ひも），自由ひもがある．3本の結腸ひもは直腸S状部で癒合し，直腸縦走筋層となって直腸の全面を覆う．結腸ひもは腸管の長さより若干短くかつ収縮しやすいため，腸管がたぐられて結腸膨起と内腔の半月ひだが形成される．

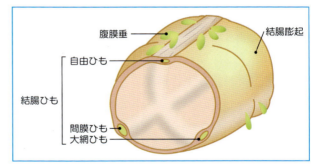

図5 結腸の構造

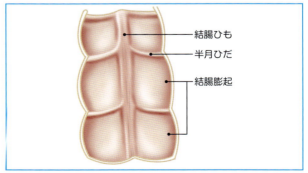

図6 結腸の断面

- **腹膜垂（epiploic appendage）**

結腸の外面には，脂肪が詰まった涙粒型の袋が多数付着している．

結腸は他の大腸と同じく「粘膜」「筋層」「漿膜」の3層より構成される．筋層は消化管では2層に分かれ，内側が輪走，外側が縦走であるのが一般的であるが，結腸では外側の縦走筋が3ヵ所に集まって結腸ひもをなしている．これは手術などで小腸と結腸を区別するのに重要な目安となる．大網ひもと自由ひものところで結腸の表面の腹膜に脂肪組織が集積して，黄色で葉状の腹膜垂と呼ばれる組織が存在することも結腸の特色のひとつである．

結腸の内壁は粘膜の層で覆われており，粘膜にある腸腺から粘液などが分泌されている（図7）．

①A：上行結腸

上行結腸は盲腸と連続した部分で，15～20cmの長さを持つ．腹腔後壁の右側縁を上行して肝臓下面に至る．ここで結腸は右結腸曲（肝弯曲）となって左に曲がり，横行結腸へ続く．

上行結腸の側面と前面は臓側腹膜で覆われている．腸間膜を欠くので，上行結腸は後腹膜腔にあるといえる．

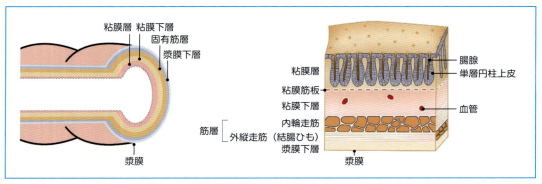

図7 **結腸の壁構造**

> **column** 盲腸～上行結腸
>
> 上行結腸は他の結腸と比べ比較的広く，ひだも大きく深いのが特徴．またここを流れる内容物は「液状」のため，残渣が多い場合は小さなポリープなどが隠れる可能性がある．そのためCTCの仮想内視鏡画像による観察では，必ずUターンしてひだの裏側も観察する必要がある．

②T：横行結腸

横行結腸は長さ20～60cmの範囲で変化し，右結腸曲から始まり，前方に曲がった後，腹部を右から左に横切る．横行結腸には横行結腸間膜がある．前腹壁との間には大網がある．左側腹部では，横行結腸は胃の大弯の下を通る．横行結腸は胃結腸間膜によって胃の大弯とつながっている．脾臓の近くで直角に曲がって左結腸曲（脾弯曲）となり，下方に進む．

1 大腸の解剖

> **column** 横行結腸
>
> 　横行結腸の長さには個人差があり，長い場合は「U」字型にたるみ，残便が溜まりやすい．CTCでは，残便を上行および下行結腸どちらかの腸に移動させ，観察範囲を広げるテクニックが要求される．

> **column** 肝弯曲と脾弯曲
>
> 　上行結腸と横行結腸の曲がり角のすぐ上には肝臓が存在し「肝弯曲」と呼ばれ，横行結腸と下行結腸の曲がり角のすぐ上には脾臓が存在し「脾弯曲」と呼ばれる．
>
> 　ここに限らず，大腸には「急カーブ」が数ヵ所あり，CTCのVGP（仮想展開画像）では，弯曲部が歪むという特徴がある．

③D：下行結腸

　下行結腸はおよそ20〜25cmの長さを有し，左結腸曲から腸骨窩に至る．下行結腸は上行結腸と同様に腸間膜を欠き，後腹膜腔で後腹壁にしっかり固定されている．腸骨窩でS状結腸に移行する．この部分をS状結腸曲（sigmoid flexure）という．

④S：S状結腸（sigmoid colon）

　S状結腸曲から始まり，長さが40cmほどでS状に走る部分である．S状結腸は，S状結腸間膜に支持され自由に動くことができる．膀胱の後ろを通って直腸に続く．

> **column** 下行結腸
>
> 　下行結腸は，ひだは浅く内腔はやや細くなる．蠕動も比較的早い．そのため腸がしぼみやすい部位といえる．
>
> 　CTCで十分な腸管拡張を得るためには，炭酸ガスの送気と撮影のタイミングが重要なポイントである．

3）直腸（rectum）（図8，9）

　直腸はS状結腸下端より肛門までの15cmほどの部分で，伸縮性に富んだ器官である．腹膜反転部より上の直腸S状部（RS：rectosigmoid）・上部直腸（Ra：rectum above the peritoneal reflection）・腹膜反転部より下の下部直腸（Rb：rectum below the peritoneal reflection）と3つに分けられ，肛門管（P）へと続く（図8，9）．

　直腸が骨盤隔膜を抜けてから肛門に至るまでの部分を肛門管（anal canal）といい，内面は肛門柱（anal column）という縦方向のひだがある．直腸が円柱上皮で覆われるのに対し，肛門管の下部は扁平上皮に覆われている．

第6章　大腸の基礎

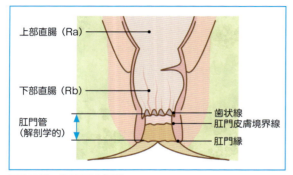
図8 直腸・肛門部の解剖

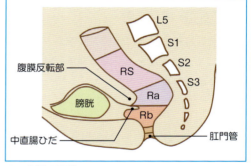
図9 直腸の区分

> **column** 直腸
>
> 　直腸は比較的広い空間で，S状結腸と同様に癌の発生頻度が高い．肛門に近い部位に癌が発生する場合もある．CTCでは肛門側から口側を観察した後，必ずUターンしてバルーンによる変形も考慮しながら肛門部を確認する．

3. 肛門

　肛門の内部を見ると，内壁は歯状線を境に粘膜（直腸）と皮膚（肛門）に分かれる．粘膜で覆われた直腸部分は，自律神経に支配されているため痛みなどの感覚がない．一方，肛門部分は皮膚と同じ脊髄神経に支配されているので，歯状線より下の肛門部分にできる外痔核は痛みを感じる．

　肛門の外側は「内肛門括約筋」，「外肛門括約筋」という筋肉に取り囲まれている．内肛門括約筋は不随意筋であるのに対し，外肛門括約筋は随意筋である．随意筋の外肛門括約筋は自分の意思でコントロールすることができ，排便が可能であれば外肛門括約筋の収縮が解かれ，排便が起こる．これを「随意性排便」という．排便時は，自力で外肛門括約筋を緩めるとともに，いきむことで腹圧を高めて便を直腸から押し出す．

　睡眠中などの無意識下でも内肛門括約筋が自動的に収縮して肛門を閉じており，また大脳から外肛門括約筋に収縮の指令が出ているため，便が勝手に漏出することはない．

> **point 1** 大腸の部位と可動性
>
> 　横行結腸とS状結腸は腸間膜を有し可動性に富むが，盲腸，上行結腸，下行結腸，直腸は上部だけが腸間膜に覆われ，その他は後腹膜に固定されている．

4. 大腸内視鏡像とCTC画像の見え方

1）肛門〜横行結腸（図10）

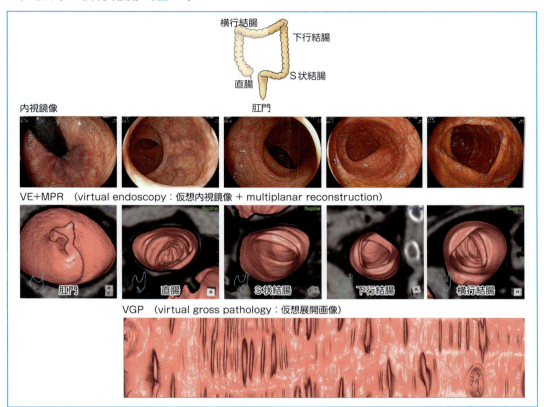

図10 大腸内視鏡像とCTCの対比①　肛門〜横行結腸

2）横行結腸〜盲腸（図11）

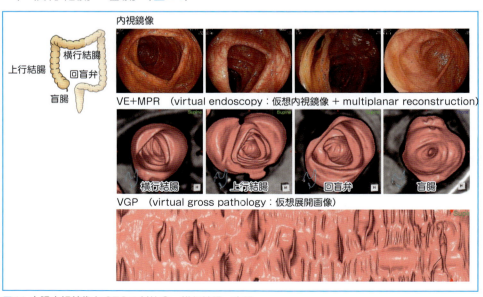

図11 大腸内視鏡像とCTCの対比②　横行結腸〜盲腸

> **column** 大腸癌の発生部位とCTC
>
> 平成27年度（2015年度）日本消化器がん検診学会の全国集計によると，大腸癌の病巣部位として，S状結腸が大腸全体の約3割ともっとも多くを占めている．次いで直腸は約2割，上行結腸，横行結腸，直腸S状部，盲腸，下行結腸，肛門管の順に続いている．
> 直腸とS状結腸が大腸癌の好発部位と考えられる．
> CTCはVGPや仮想注腸像で大腸の全体像を把握でき，特に仮想注腸像は任意の角度に回転できるため，腸管の重なった箇所の観察に優れる．さらにVEやVE+MPRを駆使することで特定の部位に執着することなく，広く所見を観察できる検査といえる．

5. 血管（図12）

結腸を栄養する血管は，大きく上腸間膜動脈と下腸間膜動脈の2つに分けられる．

右側の盲腸・上行結腸・横行結腸は，上腸間膜動脈により栄養されている．盲腸は回結腸動脈，上行結腸は右結腸動脈，横行結腸は中結腸動脈により栄養されている．左側の下行結腸・S状結腸・直腸S状部・上部直腸は，下腸間膜動脈により栄養されている．下行結腸は左結腸動脈，S状結腸はS状結腸動脈，直腸S状部と上部直腸は上直腸動脈により栄養されている．下部直腸は上直腸動脈と内腸骨動脈からの中・下直腸動脈より栄養されている．

なお，静脈はそれぞれ同名の静脈から門脈に入る．

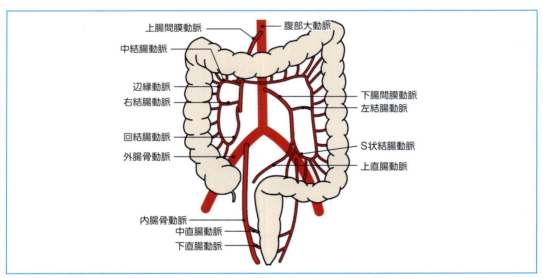

図12 **大腸と栄養血管**

参考文献
1）大腸癌研究会編．大腸癌取扱い規約（第9版）．金原出版．2018
2）佐藤達夫監修．からだの地図帳 解剖学用語．講談社．2016
3）藤田恒太郎．人体解剖学．南江堂．2003
4）図説 形態用語の使い方・使われ方．胃と腸，31巻3号，1996
5）河原克雅，佐々木克典．人体の正常構造と機能〈3〉消化管（改訂第3版）．日本医事新報社．2017
6）医療情報科学研究所編．病気がみえる vol.1 消化器（第5版）．メディックメディア．2017
7）大腸がん研究会．患者さんのための大腸癌治療ガイドライン 2014年版．大腸がん研究会．http://jsccr.jp/forcitizen/comment02.html．参照2018年7月
8）花子のまとめノート．大腸の構造．http://www.hanakonote.com/kaibouseiri/tyou.html．参照2018年7月

PART 2 大腸の役割

大腸には「水分の吸収」と「排泄物の貯蔵」と，大きく分けて2つの役割がある．

1. 水分の吸収

　小腸で栄養素を吸収された食物の残りかすは，1日約1.5Lから2Lの液状の消化物として大腸に運び込まれる．上行結腸では，水分が吸収されて液状の消化物が半流動状になる．横行結腸で粥状に，下行結腸で半粥状になり，S状結腸では半固形まで水分が吸収される．直腸で適度な固さのかたまりとなり，最終的に1日あたり約100～250gの糞便として排出される．
　また，小腸で吸収されなかった残りの栄養素やカリウム，ナトリウムなどの電解質も大腸で吸収される（図13）．

2. 排泄物の貯蔵

　大腸の運動は自律神経によって調節されていて，糞便は2種類の運動をしている．
　「緊張波」により「前方に進んでは戻る」という，行ったり来たりの動きをする．この運動では，大腸粘膜と内容物が長時間接触することで，より水分を吸収するようにしている．
　もう一つは「集団蠕動運動」といい，横行結腸を空にするように糞便をS状結腸に進めるための運動である．S状結腸や直腸では，排便まで糞便を貯留している．
　また，大腸の終点である肛門は，糞便やガスの排出をコントロールする役割をしている．

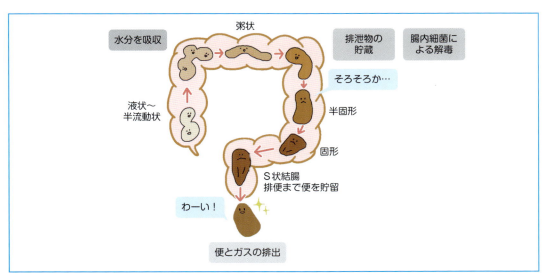

図13 **大腸の部位と役割**

> **column**
>
> 　大腸には，1,000種類，100兆個以上もの腸内細菌が棲み着いている．
>
> 　腸内細菌には，いわゆる「善玉菌」と「悪玉菌」があり，善玉菌は糖の未消化物を分解し，発酵させる．一方，悪玉菌はアミノ酸を分解し，腐敗させる．
>
> 　また最近では，「腸内フローラ」という言葉を耳にするが，この腸内細菌が集まって生きている状態が「花畑」のように見えることから，このように呼ばれる．
>
> 　腸内フローラが適切に保たれることで，免疫，吸収などの機能が維持されている．

> **column**
>
> 　CTCでは前処置で下剤を服用する．浸透圧性下剤では水分の吸収は行われず，逆に腸管から水分を腸内に移行させ，腸内の洗浄を行う．バリウムを使用したfecal tagging法では，腸管からの水分とタギングされた液状の排泄物が混ざらない現象（二層化）がみられる．下剤の用法や投与のタイミングが，画像の精度を左右する重要な因子といえる．

参考文献

1）芹澤雅夫．解剖生理―人体のしくみとはたらき（新訂版）．サイオ出版．2017
2）川上正舒，野田泰子．からだと病気のしくみ図鑑．法研．2012
3）医療情報科学研究所編．病気がみえる vol.1 消化器（第5版）．メディックメディア．2017
4）NTT Resonant Inc.【図解付き】大腸のプロフィール・大腸は盲腸、結腸、直腸から形成されています．gooヘルスケア．https://health.goo.ne.jp/medical/body/zukan/3/article-8.html，参照2018年7月

PART 3 ポリープの発生

「ポリープ」は，皮膚や粘膜を覆う「上皮細胞」の一部が異常に増殖してできた，キノコ状やいぼ状の腫瘍の総称である．大きさは，米粒ほどのものから直径3cmを超えるものまでさまざまである．

1. 大腸ポリープ（colon polyp）

大腸ポリープとは，大腸の内側の表面から隆起したものの総称で，腫瘍性のものと非腫瘍性のものに大きく分けられる．いずれも小さいうちは自覚症状がほとんどなく，人間ドックなどの内視鏡検査やCTCで偶然見つかる場合がある．しかし，肛門に近い直腸からS状結腸に1cm以上の大きなポリープができると，排便の際に出血することもある．

大腸のポリープはあらゆる年齢層に発生する．発見時の大きさはさまざまであるが，大きいものほど有茎性で長い茎を持つ傾向がある．また，大腸全体にわたって発生するが，特に発生しやすい箇所はS状結腸と直腸といわれる．

2. ポリープの発生場所

「ポリープ」は通常粘膜から発生するが，その発生起源により粘膜層から発生する上皮性と粘膜下層から発生する非上皮性に分類される（図14）．

上皮性のうち腫瘍性は大腸腺腫や大腸癌であり，非腫瘍性は過形成性ポリープである．また非上皮性のうち腫瘍性はリンパ腫やカルチノイド腫瘍などがある．

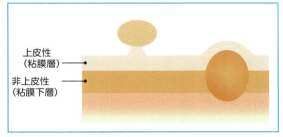

図14 ポリープの発生場所

3. 大腸ポリープの分類

細胞増殖の有無により腫瘍性・非腫瘍性に分類される（図15）．

ポリープの多くは上皮性・腫瘍性病変であり，大半は良性で「腺腫」と呼ばれている．

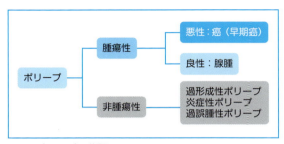

図15 ポリープの分類

臨床的に問題となるものは，良性の腺腫（adenoma）が発癌刺激を受けて癌（carcinoma）化するもの（adenoma-carcinoma sequence）であり，早期癌も含まれる．進行癌になるとイボのような突起ではなくなるため，ポリープとは呼ばれなくなる．

非腫瘍性のポリープは，加齢とともに多くみられるようになる「過形成性ポリープ」，大腸の炎症性の病気などの後にできる「炎症性ポリープ」や，組織奇形の一種の「過誤腫」などである．これらのポリープは基本的に正常な細胞が集まってできたもので，癌になることはほとんどない．

腺腫は病理学的には「管状腺腫」「絨毛状腺腫」「管状絨毛腺腫」「鋸歯状腺腫」などに再分類される．腺腫は癌への潜在能を持っており，腺腫の一部に癌を合併している場合がある．これを腺腫内癌（carcinoma in adenoma）という．

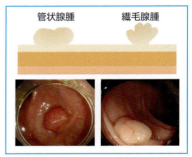

図16 **管状腺腫と絨毛状腺腫**

管状腺腫は見た目もプリッとした感じだが，絨毛状腺腫はカリフラワー状を呈する．絨毛状腺腫は悪性度が高くなる（図16）．

また，形態による分類は「PART 4　大腸癌取扱い規約の要点」（→p.170）を参照いただきたい．

4. 大腸ポリープの原因と癌化

大腸ポリープができる原因は，はっきりとはわかっていない．

しかし，食生活が欧米化して動物性脂肪の摂取量が増えたことや，食物線維の摂取量が少ないことが一因だと考えられている．また，遺伝子の変化が原因ともいわれる．

老化，心臓の機能の低下，痴呆，糖尿病など，「我々の体自身が変性する病気」はすべて遺伝子に原因がある．癌の原因もまさに遺伝子（DNA）の変化である．遺伝子が傷ついて変異を起こすに連れて，正常の組織から腺腫，さらに癌へと進展していくと考えられている．

大腸癌の発生に関与する3つの遺伝子

現在のところ，大腸にポリープが発生し，大腸癌に至るまでに，3つの遺伝子が関与していることがわかっている（図17）．

①APC遺伝子：変化すると正常細胞から小さなポリープができる
②K-ras遺伝子：変化するとポリープが大きくなる
③p53遺伝子：変化することでポリープは癌に変わり「転移」する

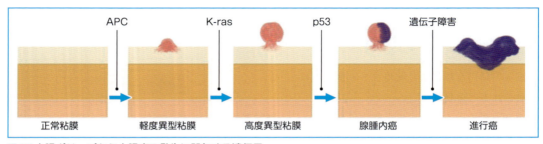

図17 **大腸ポリープから大腸癌の発生に関与する遺伝子**

5. 消化管ポリポーシス

　大腸をはじめ，小腸や胃などに100個以上生じたポリープを"消化管ポリポーシス"といい，ポリープとは区別して扱う．その多くは遺伝性の病気で，高率で癌化するものもあるため，早期の発見が重要となる．

point 1　ポリープの見え方（Ｉs）

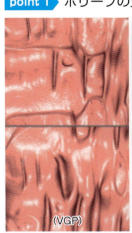
(VGP)

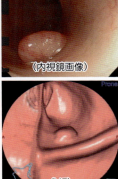
（内視鏡画像）
(VE)

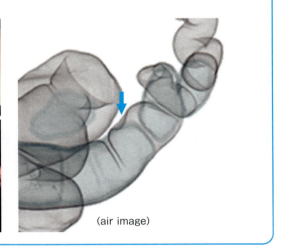
(air image)

point 2　ポリープの見え方（Ｉp）

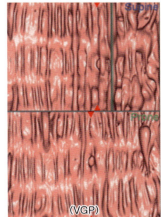
(VGP)

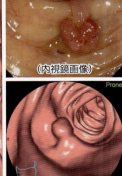
（内視鏡画像）
(VE)

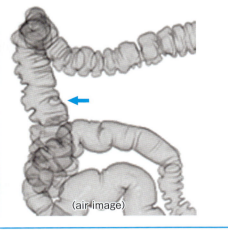
(air image)

参考文献
1）芹澤雅夫．解剖生理―人体のしくみとはたらき（新訂版）．サイオ出版．2017
2）川上正舒，野田泰子．からだと病気のしくみ図鑑．法研．2012
3）医療情報科学研究所編．病気がみえる vol.1 消化器（第5版）．メディックメディア．2017
4）図説「胃と腸」所見用語集2017．胃と腸．2017年5月増刊号．2017
5）大腸癌研究会編．大腸癌治療ガイドライン 医師用2016年版．金原出版．2016
6）Japan Polyp Study. http://www.jps21.jp/index.html，参照2018年7月
7）NTT Resonant Inc.【図解付き】大腸のプロフィール・大腸は盲腸，結腸，直腸から形成されています．gooヘルスケア．https://health.goo.ne.jp/medical/body/zukan/3/article-8.html，参照2018年7月

PART 4

大腸癌取扱い規約の要点

　「大腸癌取扱い規約」は，大腸癌の診断・治療・統計などに際して用いる用語などが定義されたルール集である．

　カルテや検査結果報告書などへの記載，画像診断，学会誌や症例検討会などで用いられているため，これらの専門用語を正確に理解し，読み解くことが重要になる．

　詳細については，「大腸癌取扱い規約」（大腸癌研究会編）を確認していただきたい．

1. 記載例

　たとえば手術の症例では，「大腸癌取扱い規約」の定めに基づいて，次のように記載される．そしてその意味は表1に示す通りである．

記載例：

Colon, sigmoid: Adenocarcinoma, moderately differentiated.

Type 2, 30×20mm, tub2, pT3, INFb, Ly1a, V1b, BD1, Pn1a;

　　pPM0 (80mm), pDM0 (40mm), pRM0 (20mm),

表1 記載例と各項の内容

所見	内容
Colon, sigmoid	占拠部位（領域区部分，断面区分）
Adenocarcinoma, moderately differentiated	組織型
Type 2	肉眼型
30×20 mm	病巣の大きさ
tub2	組織型
pT3	壁深達度
INFb	浸潤増殖様式
Ly1a	リンパ管侵襲
V1b	静脈侵襲
BD1	簇出
Pn1a	神経侵襲
pPM0 (80mm), pDM0 (40mm), pRM0 (20mm)	切除断端

2. 記載法の原則

　所見を示すT，Nなどは「大文字」で表記

　その程度はアラビア数字

　所見の程度の細区分が必要な場合はアラビア数字の後ろにアルファベットを用いる（例：T4a）

　不明は「X」

　臨床所見c（clinical findings）：治療法の決定の基礎

　術中所見s（surgical findings）：術中の画像診断

病理所見 p（pathological findings）：予後評価の基礎

術前治療後の所見は，接頭辞「y」

術前治療後の臨床所見は「yc」，術前治療後の病理所見は「yp」

再発癌の所見であることを示す場合は，接頭辞「r」

3. 所見の記載法

ここでは原発巣の記載についてのみ解説する．原発巣を記載する際には，癌の占拠部位を，大腸の区分に従って記載する．直腸癌では大腸壁の区分も記載する．

1）大腸の区分（図18, 19）

大腸は盲腸から下部直腸まで，8区域に区分する．

さらに，虫垂と肛門管の区分がある．

①**結腸（colon）**

盲腸（cecum）

上行結腸（ascending colon）

横行結腸（transverse colon）

下行結腸（descending colon）

S状結腸（sigmoid colon）

②**直腸（rectum）**

直腸S状部（RS）

上部直腸（Ra）

下部直腸（Rb）

③**その他**

虫垂（vermiform appendix）

④**肛門管**

肛門管（P）（図20）

2）直腸壁の区分（図21）

直腸の腸壁は以下のように区分される．

前壁（Ant）

後壁（Post）

左壁（Lt）

右壁（Rt）

全周（Circ）

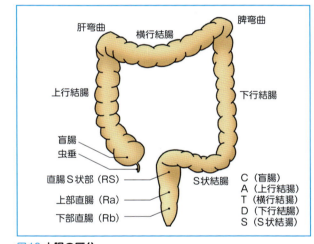

図18 大腸の区分

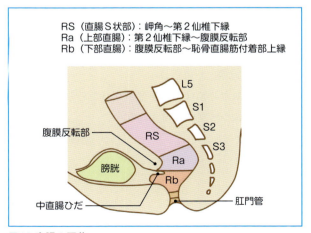

図19 直腸の区分

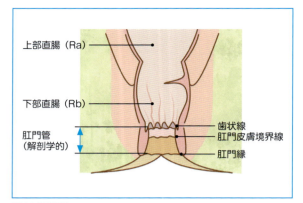

図20 肛門管

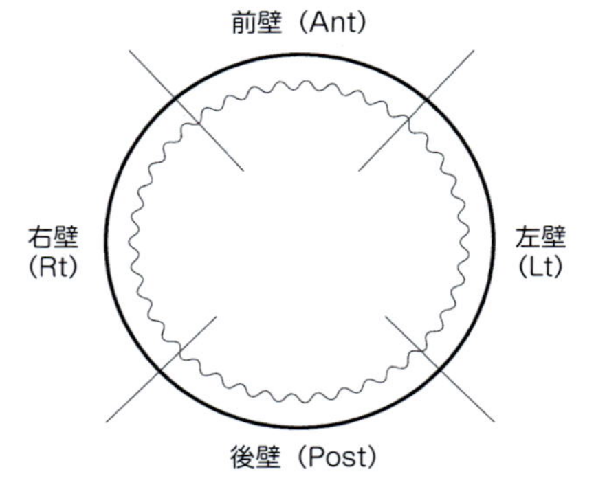

図21 直腸壁の区分

3）病巣の数，大きさと環周率（図22）

病巣の数，大きさ，環周率を以下の通り記載する．

- 病変の数
- 病変の大きさ：最大径とそれに直交する最大径
- 病変の環周率：腸管環周に占める腫瘍最大横径の割合

記載にあたっては，多発病巣は病巣それぞれについて記載する．

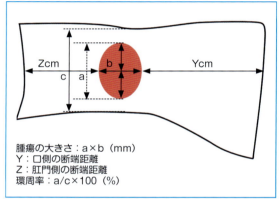

腫瘍の大きさ：a×b（mm）
Y：口側の断端距離
Z：肛門側の断端距離
環周率：a/c×100（％）

図22 腫瘍の大きさ・環周率

切除標本の位置関係は，PM：近位（口側），DM：遠位（肛門側），RM（外科剥離面）で示す．

4．肉眼型分類

大腸癌の肉眼型分類は次のように分類されている．

1）基本分類（図23）

肉眼型の基本分類は，表在型の0型から分類不能の5型まで，6つの型に分類される．

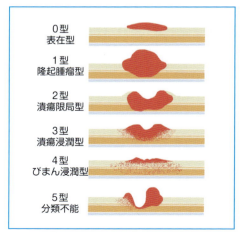

図23 肉眼型分類：基本分類0〜5型のシェーマ

2）0型（表在型）の亜分類

形態観察分類は，基本的に表在型までを「ポリープ」と称し，隆起型以降は「癌」と称される場合が多い．

① 0-Ⅰ型（隆起型：protruded type）
（図24〜27）

0-Ⅰp（有茎性：pedunculated type）
0-Ⅰsp（亜有茎性：semipedunculated type）
0-Ⅰs（無茎性：sessile type）

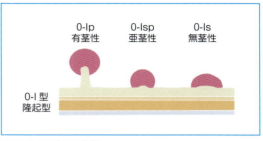

図24 0-Ⅰ型の亜分類

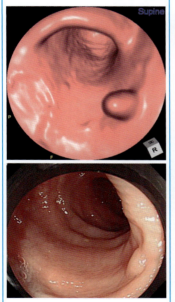

図25 0-Ⅰs
VEと内視鏡像

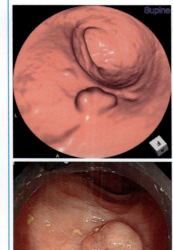

図26 0-Ⅰsp
VEと内視鏡像

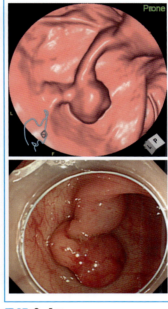

図27 0-Ⅰp
VEと内視鏡像

② 0-Ⅱ型（表面型：superficial type）
（図28）

0-Ⅱa（表面隆起型：superficial elevated type）
0-Ⅱb（表面平坦型：superficial flat type）
0-Ⅱc（表面陥凹型：superficial depressed type）

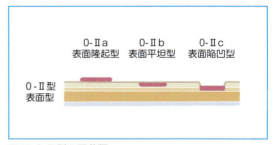

図28 0-Ⅱ型の亜分類

column ▶ 0型（表在型）の形態

0型（表在型）は多様な形態を持つ．組み合わせの1例を示す．

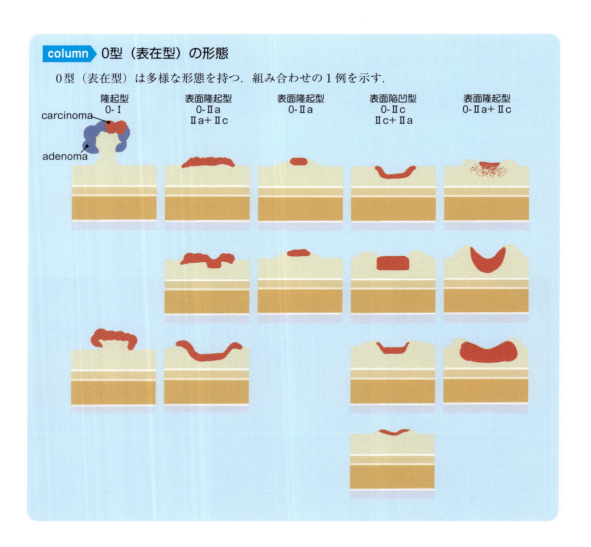

> **column** LST（laterally spreading tumor）
>
> LSTは径10mm以上の表層（側方）発育型腫瘍を表す用語で，肉眼型分類には含めない．
>
> **顆粒型（LST-G：LST granular type）**
> 　顆粒均一型（LST-GH：granular homogeneous type）
> 　結節混在型（LST-GM：granular nodular mixed type）
>
> **非顆粒型（LST-NG：non-granular type）**
> 　平坦隆起型（LST-NGF：non-granular flat elevated type）
> 　偽陥凹型（LST-NGPD：non-granualr pseudo-depressive type）

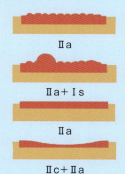

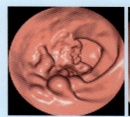
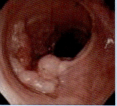
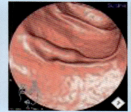
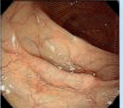

LST-G VEと内視鏡像　　　　　　　**LST-NG** VEと内視鏡像

5. 壁深達度〔T〕（図29）

壁深達度は以下の通り記載する．
TX：壁深達度の評価ができない
T0：癌を認めない
Tis：癌が粘膜内（M）にとどまり，粘膜下層（SM）に及んでいない
T1：癌が粘膜下層（SM）までにとどまり，固有筋層（MP 9）に及んでいない
　T1a：癌が粘膜下層（SM）までにとどまり，浸潤距離が1,000μm未満である
　T1b：癌が粘膜下層（SM）までにとどまり，浸潤距離が1,000μm以上であるが固有筋層（MP）に及んでいない
T2：癌が固有筋層（MP）まで浸潤し，これを越えていない
T3：癌が固有筋層を越えて浸潤している
T4：癌が漿膜表面に接しているかまたは露出（SE），あるいは直接他臓器に浸潤している（SI/AI）

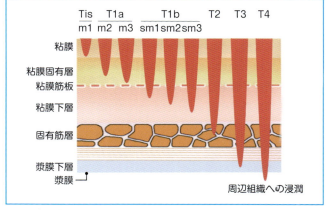

図29 壁深達度

T4a：癌が漿膜面に接しているか，またはこれを破って腹腔に露出している（SE）

T4b：癌が直接他臓器に浸潤している（SI/AI）

※転移の有無に関わらずTis，T1を早期癌とする．

6. 組織学的所見

①良性上皮性腫瘍

■腺腫（Adenoma）

1．管状腺腫（Tubular adenoma）

2．管状絨毛腺腫（Tubulovillous adenoma）

3．絨毛腺腫（Villous adenoma）

4．鋸歯状腺腫（Traditional serrated adenoma）

■家族性大腸腺腫症（FAP：Familial adenomatous polyposis）

②悪性上皮性腫瘍

■腺癌（Adenocarcinoma）

■乳頭腺癌（Papillary adenocarcinoma（pap））

■管状腺癌（Tubular adenocarcinoma（tub））

高分化（Well differentiated type（tub1））

中分化（Moderately differentiated type（tub2））

■低分化腺癌（Poorly differentiated adenocarcinoma（por））

充実型（Solid type（por1））

非充実型（Non-solid type（por2））

■粘液癌（Mucinous adenocarcinoma（muc））

■環細胞癌（Signet-ring cell carcinoma（sig））

■髄様癌（Medullary carcinoma（med））

■腺扁平上皮癌（Adenosquamous carcinoma（asc））

■扁平上皮癌（Squamous cell carcinoma（scc））

■カルチノイド腫瘍（Carcinoid tumor）

■内分泌細胞癌（Endocrine sell carcinoma）

■その他

③非上皮性腫瘍

平滑筋性腫瘍（Myogenic tumor）

神経性腫瘍（Neurogenic tumor）

消化管間質腫瘍（GIST（Gastrointestinal stromal tumor））

脂肪腫および脂肪腫症（Lipoma and lipomatosis）

脈管性腫瘍（Vascular tumor）

その他（Micellaneous tumor）

④リンパ腫（Lymphoma）

B細胞性リンパ腫（B-cell lymphoma）

- MALTリンパ腫（MALT（Mucosa-associated lymphoid tissue）lymphoma）
- 濾胞性リンパ腫（Follicular lymphoma）
- マントル細胞リンパ腫（Mantle cell lymphoma）
- びまん性大細胞型B細胞性リンパ腫（Diffuse large B-cell lymphoma）
- Burkittリンパ腫（Burkitt lymphoma）
- その他のリンパ腫（Others）

T細胞性リンパ腫（T-cell lymphoma）

Hodgkinリンパ腫（Hodgkin lymphoma）

⑤分類不能の腫瘍

⑥転移性腫瘍

⑦腫瘍性病変

過形成結節（Hyperplastic nodule）

過形成性（化生成）ポリープ（Hyperplastic polyp（metaplastic）polyp）

無茎性鋸歯状腺腫/ポリープ（Sessile serrated adenoma/polyp（SSA/P））

若年性ポリープ（Juvenile polyp）

炎症性ポリープおよびポリポーシス（Inflammatory polyp and polyposis）

炎症性線維状ポリープ（Inflammatory myoglandular polyp）

過誤腫性ポリープ（Hamartomatous polyp）

粘膜脱症候群（Mucosal prolapse syndrome）

Cap polyposis

良性リンパ濾胞性ポリープ（Benign lymphoid polyp）

子宮内膜症（Endometriosis）

その他（Others）

- 異所性胃粘膜（Heterotopic gastric mucosa），弾性線維性ポリープ（Elastofibromatous polyp），Colonic muco-submucosal elongated polypなど

⑧遺伝性腫瘍と消化管ポリポーシス

家族性大腸腺腫症（Familial adenomatous polyposis）

若年性ポリープ・ポリポーシス（Juvenile polyp）

リンチ症候群（Lynch syndrome）

Peutz-Jeghers症候群（Peutz-Jeghers syndrome）

若年性ポリポーシス（Juvenile polyposis）

その他

7. 進行度分類（Stage）

癌の壁深達度，リンパ節転移，肝転移や腹膜転移，肝以外の遠隔臓器転移の程度の組み合わせにより，表2のようにステージ0〜Ⅳに分類され，ステージⅣがもっとも癌が進行した状態を示す.

転移については，「0（ゼロ）」は転移がない状態を示している.

表2 進行度分類

遠隔転移			M0			M1		
						M1a	M1b	M1c
リンパ節転移		N0	N1 N1a, N1b	N2a	N2b, N3	Any N		
壁深達度	Tis	0						
	T1a/T1b	Ⅰ	Ⅲa			Ⅳa	Ⅳb	Ⅳc
	T2			Ⅲb				
	T3	Ⅱa						
	T4a	Ⅱb			Ⅲc			
	T4b	Ⅱc						

遠隔転移
M0：遠隔転移を認めない
M1：遠隔転移を認める
　M1a：1臓器に遠隔転移を認める（腹膜転移は除く）
　M1b：2臓器以上に遠隔転移を認める（腹膜転移は除く）
　M1c：腹膜転移を認める
　M1c1：腹膜転移のみを認める
　M1c2：腹膜転移およびその他の遠隔転移を認める

リンパ節転移
NX：リンパ節転移の程度が不明である
N0：リンパ節転移を認めない
N1：腸管傍リンパ節と中間リンパ節の転移総数が3個以下
　N1a：転移個数が1個
　N1b：転移個数が2～3個
N2：腸管傍リンパ節と中間リンパ節の転移総数が4個以上
　N2a：転移個数が4～6個
　N2b：転移個数が7個以上
N3：主リンパ節に転移を認める．下部直腸癌で主リンパ節および側方リンパ節に転移を認める

壁深達度
T0：癌を認めない
Tis：癌が粘膜内にとどまり，粘膜下層に及んでいない
T1a：癌が粘膜下層にとどまり，浸潤距離が1000μm未満
T1b：癌が粘膜下層までにとどまり，浸潤距離が1000μm以上であるが固有筋層に及んでいない
T2：癌が固有筋層まで浸潤し，これを越えない
T3：癌が固有筋層を越えて浸潤している
T4：癌が漿膜表面に接しているかまたは露出，あるいは直接他臓器に浸潤している
　T4a：癌が漿膜表面に接しているか，またはこれを破って腹腔に露出している
　T4b：癌が直接他臓器に浸潤している

> **column** ステージ分類とデュークス分類
>
> 　大腸癌の病期分類は主に局所浸潤の度合い，リンパ節浸潤の度合いあるいは遠隔転移の有無によって決定される．「ステージ分類」と「デュークス分類」があり，ステージ分類は日本での分類で，デュークス分類は国際的に使われているものである．

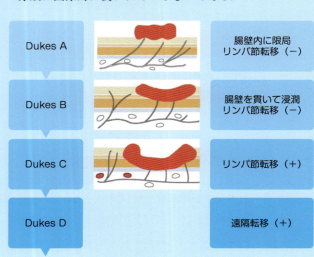

4 大腸癌取扱い規約の要点

8. 大腸生検組織診断分類 （Group分類）

　内視鏡などで採取した組織診断の分類で，以下のように記載する．

Group X：生検組織診断ができない不適材料

Group 1：正常組織および非腫瘍性病変

Group 2：腫瘍性か非腫瘍性か判断の困難な病変

Group 3：良性腫瘍

Group 4：腫瘍と判定された病変のうち，癌が疑われる病変

Group 5：癌

参考文献

1）大腸癌研究会編．大腸癌取扱い規約（第9版）．金原出版．2018

第6章 大腸の基礎

PART 5 病理画像の基礎
正常構造と病変の見方

1. 肉眼像＜大腸切除標本＞

1）ホルマリン浸漬・固定標本写真

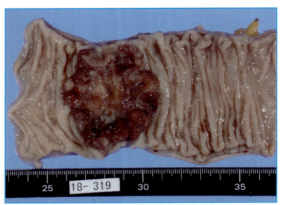

図30 直腸S状結腸移行部（RS），2型進行癌．深達度pT3(SS)

　大腸切除標本は，原則的に右側が口側，左側が肛門側になるように写真撮影される（図30）．腫瘍のマクロ像から，腫瘍径，断端からの距離がわかる．加えて，病変の凹凸，病変表面の分葉のしかた，顆粒・結節などの模様なども観察し得る．周囲粘膜や腸管壁のひきつれ度合いも参考にしながら，病変が側方や深部にどのように進展・浸潤しているかを推測する．

2）割面写真

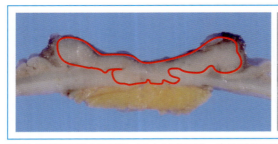 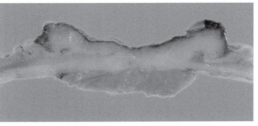

図31 2型進行癌の割面像（図1と同病変）．赤線が癌の範囲．

　割面写真（図31）は深達度を判定するうえで重要である．組織写真が得られなくても，深達度は割面の肉眼観察のみでほぼ判定可能であり，浸潤先進部の境界性状についてもおよその判断ができる．色調からは線維化や壊死の程度が推測できる．

2. 顕微鏡像＜粘膜切除標本画像＞

1）大腸の構造

　正常大腸にはハウストラ（ひだ）がみられるが，ひだを伸展すると粘膜表面はほぼ平坦である（図32）．組織学的には，粘膜内に陰窩（試験管状のくぼみ）が隙間なく分布している（図33）．粘膜は陰窩＋粘膜固有層間質から構成されており，陰窩の最深部は粘膜筋板に接する（図34）．

　陰窩を形成する腺管は上皮細胞からなり，分岐のない単一の管状構造をとる．粘膜の表層部は吸収上皮と杯細胞から構成される．陰窩は吸収細胞・杯細胞に加え，未分化上皮細胞（幹細胞）や内分泌細胞を含む．左側結腸と右側結腸で杯細胞の量がやや異なる（大腸機能の差によるとされる）が，HE染色上は左側・右側を問わず杯細胞が一番多く認められる．

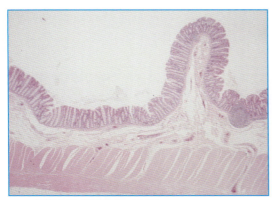
図32 正常大腸（HE染色，20倍）

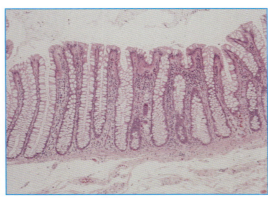
図33 正常大腸（HE染色，100倍）

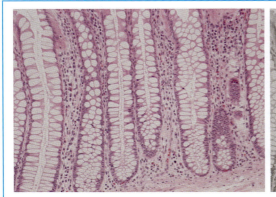

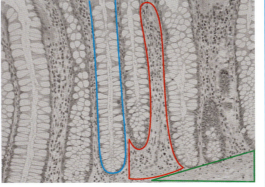

図34 粘膜内の成分（HE染色，400倍）．陰窩（青線），粘膜固有層間質（赤線），粘膜筋板（緑色）がみられる．

2）腫瘍性病変①　腺腫

　大腸には良性上皮性腫瘍である腺腫が発生する（図35～37）．腺腫の細胞は正常上皮細胞に比べると核が腫大し，クロマチンが増量し，原則的に「楕円形～長楕円形」を呈する（図37）．核の変化はDNAの依り代である染色体が増加するために現れる所見とされ，増殖異常を反映した所見であるため，腺腫の病理診断の際には核所見が重視される．

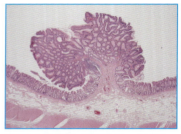
図35 大腸腺腫（HE染色，20倍）．別部位の大腸癌切除時に検体内に含まれていた5mm大の0-Ip病変．

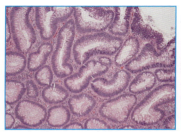
図36 大腸腺腫（HE染色，100倍）．管状構造．

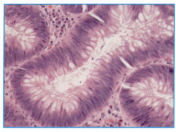
図37 大腸腺腫（HE染色，400倍）

　腺腫はその構築から「管状（図36）」「絨毛状（図38）」「管状絨毛（図39）」「鋸歯状（図40）」などに再分類される．「絨毛状」の発育形態を示すものは，生物学的に悪性度が高いことが知られている．また，「鋸歯状」の発育形態を示すものは，古来より指摘されていたadenoma-carcinoma sequenceとは異なる発癌経路の途中にある病変ではないかとされ，臨床的に注目されている．

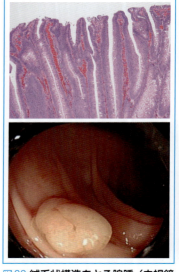
図38 絨毛状構造をとる腺腫（内視鏡像とHE染色，100倍）

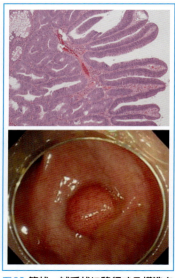
図39 管状～絨毛状に移行する構造をとる腺腫（内視鏡像とHE染色，100倍）．一部は細胞異型が強く，癌との鑑別が問題となる．

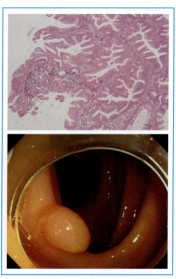
図40 鋸歯状構造をとる腺腫（内視鏡像とHE染色，100倍）

3）腫瘍性病変②　腺癌

　一般に腺腫よりも多くの遺伝子変異を有し，腺腫よりもはるかに正常構造からのかけはなれが強く，浸潤・転移能を有する病変が腺癌である（図41～44）．

　細胞学的には，核が丸みを帯び，クロマチンの量に不均一性が目立ち，核小体が明瞭化し，核／細胞質比（N/C比）が増加する（図43）．これらはいずれも，腺腫よりはるかに高度の増殖能を反映した所見である．

　癌細胞がつくる構造は，単純な管状や絨毛状という範疇では考えづらくなっていることが多く，不整な分岐や手つなぎパターン，激しい絨毛状変化，吻合増殖像，充実増殖像など，正常粘膜ではとり

えない多彩な形態を示す．正常大腸粘膜のストレートな陰窩からどれだけかけはなれたかによって，高分化型（tub1），中分化型（tub2），低分化型・非充実性（por2）のように分化度が決められる．

高度の増殖異常により栄養状態の不均衡が生じるため，腺癌（悪性病変）では腺腫（良性病変）よりも壊死が生じやすい．また，粘膜下層以深に浸潤した癌においては種々の割合で癌周囲に線維化（desmoplastic reaction）を伴い（図44），硬度が増し，血流も改変される．

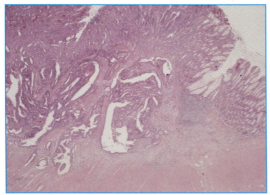

図41 直腸癌（HE染色，20倍）

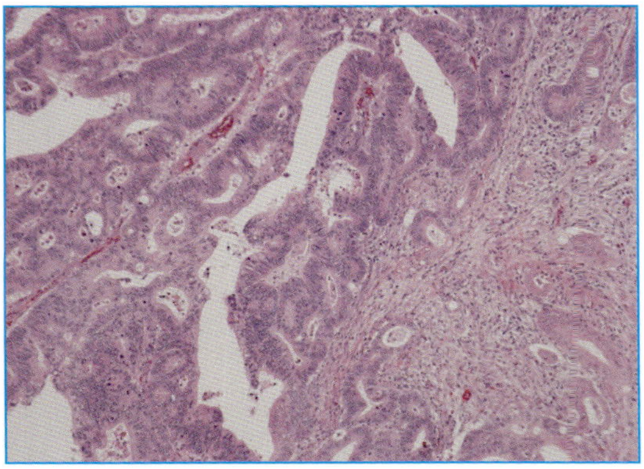

図42 直腸癌（HE染色，100倍）

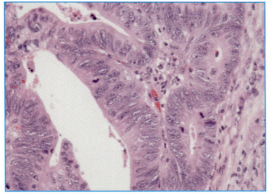

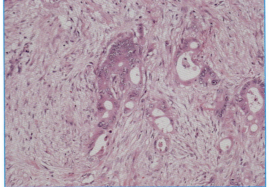

図43 直腸癌（HE染色，400倍）

図44 直腸癌浸潤先進部の癌細胞と癌周囲線維化（desmoplastic reaction）（HE染色，400倍）

3. 核異型・構造異型

正常粘膜から核がどれだけ「かけはなれているか」を核異型と呼ぶ．また，正常のストレートな陰窩から腫瘍の形づくる構造がどれだけ「かけはなれているか」を構造異型と呼ぶ．核異型や構造異型は一般に顕微鏡を使わないと観察できないと考えられがちであるが，核異型の強い病変は概して周囲構造に対する破壊能・浸潤能が強いため，肉眼形態も正常構造から大きくかけはなれていることが多い．また，構造異型については，拡大内視鏡などのツールの発達により，病理診断が得られる前に臨床的に判定し得るケースが多い．加えて，構造異型が強い病変では，血流の改変もまた強く生じる傾向がある．

point 1 ▶ 異型

異型：正常からの隔たり・かけはなれのこと．異常の強さ
細胞異型：核や細胞質の異常の強さ
構造異型：細胞が形づくる構造の異常の強さ

point 2 ▶ 染色

組織の基本的な染色として，ヘマトキシリン・エオジン染色（HE染色）が用いられる．

ヘマトキシリンは陰性荷電している染色体（≒核）を青紫色に，エオジンは細胞質や各種の線維，赤血球などを赤色に染色する．

参考文献
1）伊藤智雄編．臨床に役立つ！ 病理診断のキホン教えます．羊土社．2017
2）福嶋敬宜ほか編．病理像＋内視鏡・CT・MRIで一目でわかる！ 臨床医が知っておきたい 消化器病理の見かたのコツ．羊土社．2013
3）病理診断に直結した組織学．病理と臨床．vol.35, 2017年4月臨時増刊．2017

第7章
読影補助の実際

1 撮影者の育成

2 解析者の育成

3 遠隔解析による読影補助

4 医師とのコミュニケーション

PART 1

撮影者の育成

　CTCにおいて診療放射線技師の読影補助は非常に重要である．「大腸解析」の章でも述べられているように，CTCでは診療放射線技師が腸管拡張，CT撮影，大腸解析による一次チェックを実施しており，その役割は大きい．CTCの役割の根幹は「大腸がんによる死亡率を減少させる」ことである．CTCにて所見を指摘した場合には，患者に精密検査である大腸内視鏡検査を受けてもらうための説得力のある画像提供が必要である．また近年，医師のタスクシフトが推進されていくなかで，CTCによる一次スクリーニングは内視鏡医師の負担軽減に寄与すると考えられる．我々診療放射線技師はそういった情勢も把握し，診療貢献に対する使命感をもって業務に従事していく必要がある．
　本章ではCTCの読影補助の実際について解説していく．

撮影者による読影補助

　ここで強調しておきたいポイントとしては，「撮影者による読影補助」である．
　CTCにおいて適切な読影を実施するためには，適切な解析画像の取得が必要であり，前処置→腸管拡張→CT撮影が影響してくる（詳細については前章を参照）．撮影者はこのうち腸管拡張→CT撮影に関与する．
　撮影者が解析者と同じ目線で業務を行うことが最も重要である．以下に具体的な読影補助内容を示す．

- 位置決め画像を活用した腸管の拡張状況の把握
- 患者に合わせた撮影体位の選択（仰臥位＋腹臥位or側臥位）
- 3体位目撮影の必要性の判断（両体位でのブラインド部位を補足する目的）
- 解析前のCT画像における粗大病変の確認（腸管内・外）
- 腸管拡張不良症例における要因の解析

　現場において撮影者と解析者が異なるケースは多く存在する．検査担当スタッフは，自身の業務から読影補助は始まっているという認識をもってほしい．

1 撮影者の育成

> **point 1**

〜腸管拡張不良例および対策〜

- **多発憩室の既往**

対策：無理な送気はせず患者に痛みのない可能な範囲の送気とする．

- **炎症性腸疾患の既往**

対策：腸管壁が伸展しにくいことが拡張不良の原因であり，事前に情報が得られる場合には拡張不良部位が発生することを認識した上での送気が必要．

- **炭酸ガスの排出を我慢できない（高齢者に多い）**

対策：物理的に送気が困難であるため，可能な範囲での送気とする（検査継続について医師との協議も必要）．

- **・送気困難の原因疾患の存在（全周性病変など）**

対策：患者の疼痛などを確認しながら愛護的に対応（※高送気圧での送気は危険）

- **送気チューブの誤挿入（女性）**

対策：筆者の経験上0.5リットル程度の送気後は全く送気されない．送気後に誤挿入に気づいた場合にはすぐに抜去し患者の体調を確認する．またチューブ挿入時に必ず肛門内へチューブが挿入されていることを患者へ確認する．

第7章 読影補助の実際

PART 2 解析者の育成

1. 症例集の作成

大腸解析はWSへデータを保管しておくことで何度でも解析が可能である．症例集を作成する際のポイントをいくつか紹介する．

①大腸解析にてポリープなどの有所見症例
②CTC後に大腸内視鏡検査が実施された症例
③CTC後に外科的手術が実施された症例
④偽病変の症例（主に残渣）

（症例集のさらなる詳細については「症例集」の章（p.87）を参照）

①：育成時には有所見の症例を解析することを推奨する．単に臨床経験を積むだけではトレーニングとしては不十分である．

②，③：解析者の育成において大腸内視鏡検査結果との対比は最も重要と考える．日常的に大腸内視鏡結果と対比する習慣付けを行うことで，CTCと大腸内視鏡での病変描出の違いも理解でき，また内視鏡医師が求めている画像の保存方法についても習得できると考える．

④偽病変の鑑別も重要である．偽病変を病変として指摘することは患者に不要な精密検査を受けさせてしまう可能性もあるため，特に残渣等の画像上の特徴については周知が必要である．参考までに残渣の特徴についていくつか挙げておく（図1）．

・2体位撮影で移動を伴う
・内部にAirやTagging部位を認める
・ポリープと比較して辺縁が不明瞭である

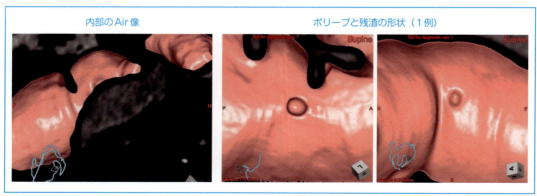

図1 残渣の特徴例

2 解析者の育成

> **point 2**
>
> **〜読影トレーニングに必要な症例数〜**
>
> 海外において様々な報告がある．代表的なものとして，初心者を対象とした読影トレーニングの研究では，平均164症例程度を読影すれば経験のある読影者と同等の精度が得られるという報告がある[1]．また，事前に大腸の解剖や読影方法，読影のピットフォールなどについてオリエンテーションを実施後に大腸内視鏡結果が確認できている50〜75症例程度の読影トレーニングを実施することを推奨している報告もある[2]．この報告では読影能力を維持するために2年間で50症例の解析を推奨している．

2. 診療放射線技師のダブルチェックの採用

大腸解析では診療放射線技師によるダブルチェックを推奨する．これは1次解析者による重要所見見逃しリスクの軽減を含んでいるが，主には解析者の育成を目的としている．その際，図2に示すようなExcelなどを用いた大腸解析管理シートの作成が有用である．1次チェック者は指摘した病変についてシートへ入力する．2次チェック者は1次チェック者と同様に指摘した病変について入力するだけでなく，1次チェック者の解析画像や指摘した所見についての修正部分も入力することで，1次チェック者へのフィードバックが可能となる．また有所見症例についてはその後に実施された大腸内視鏡検査の結果も入力することで，日常的に使用している大腸解析管理シート自体が症例集となる．

1次チェック			2次チェック				内視鏡	
技師名	解析時間	所見	技師名	解析時間	所見	1次チェック者へのコメント	結果	大腸CTとの整合性

図2 **大腸解析管理用Excelシート**

3. 読影支援ツールの活用（C-RADS，E-RADS）

上記のような支援ツールを活用することで治療適応が明確となり，医師からのコンセンサスも得やすいと考える．

ツールの詳細は「大腸解析」の章（p.77）を参照

PART 3 遠隔解析による読影補助

　大腸解析においては母体を同一とする関連施設での遠隔解析も導入可能である．図3に1例を示す．関連施設間ではネットワークの構築が整備されており，検査画像，電子カルテ情報，電子ファイル（大腸解析管理用Excelシート／図2）を共有することができる．そのため解析用のWSとレポート端末を用いて，関連施設でも大腸解析が可能となる．遠隔解析によりマンパワーが確保できることで，スタッフの負担軽減につながる．また関連施設の大腸解析スタッフ育成にも応用可能である．

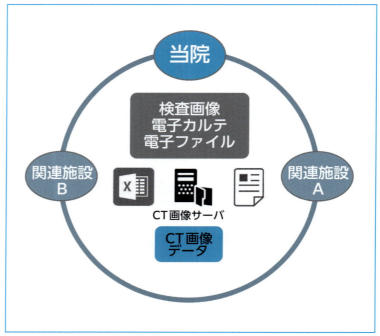

図3 遠隔解析のネットワーク

医師とのコミュニケーション

PART 4

　読影補助を実現していくうえで最も重要となるのが，医師とのコミュニケーションである．CTCの最終読影医師は施設によって異なる（多くは放射線科医師または内視鏡医師）．CTCは特殊な画像解析技術を用いており，放射線科医師にとっても内視鏡医師にとっても見慣れない画像となる．そのため診療放射線技師は，解析画像について医師に理解してもらう努力と熱意が必要となる．また大腸内視鏡検査を担当する内視鏡医師からのフィードバックは，読影補助に取組んでいくうえで非常に重要であり，内視鏡医師の求める画像を追求していくことが診療貢献への最短ルートとなることは間違いないと考える．

> **point 3**
>
> 内視鏡医師の知りたいこと
> - 出力される画像の種類や詳細について
> - 検査適応患者（禁忌事項等含め）
> - 鎮痙剤の有無による影響
> - 病変検出限界（CTCの解析上の得意，不得意）
> - 大腸内視鏡との精度比較

第7章　読影補助の実際

参考文献

1）Liedenbaum, M.H., et al.：Evaluation of a standardized CT colonography training program for novice readers. Radiology, 258, 477〜487, 2011
2）ACR-SAR-SCBT-MR practice parameter for the performance of computed tomography(CT) colonography in Adults. American College of Radiology.
3）Dachman, A.H., et. al.：Formative Evaluation of Standardized Training for CT Colonographic Image Interpretation by Novice Readers. Radiology, 249・1, 167〜177, 2008
4）杉本英治監修．これ1冊でわかる！大腸CTプロフェッショナル100のレシピ．メディカルアイ．2015

あとがき

　当研究会は，2014年6月1日，TKP名古屋栄カンファレンスセンターにおいて，第1回TSD³CT研究会学術集会として産声を上げた．当時，大腸CT検査の認知度は低いものの，医師を中心とした学会・研究会が全国ですでに発足しており，私たちの研究会は後発であった．

　「大腸CT検査を行うのは診療放射線技師！」と，東海地区で大腸CT検査に取り組んでいる「熱い技師」が名古屋に集結した．目的はひとつ，「大腸癌を少しでも早く見つけたい」というものである．大腸CT検査は，アウトラインこそ存在するが，前処置を始めとするガイドラインなどはなく，具体的な検査は施設ごとで異なる．ゆえに検査における精度管理がばらばらで，前処置，腸管拡張法，被ばく線量や読影法などを統一させる「大腸CT検査の標準化」が急務と言える．

　本書の出版では，一般的な常識のみならず，機器の管理，操作方法，解剖や病理，症例にも触れ，少しでも多くの正確な情報を診療放射線技師や医師，そして共によりよいCTC検査の実現に協力するすべての医療スタッフに伝達・提供することを念頭に構成した．

　世話人各位の知恵と技術の結晶として，また「大腸CT検査の標準化」に向けて当研究会から何かを発信することができればという思いで，かねてから念願であった出版を実現したものである．

　これから大腸CT検査を始めようとお考えの方や，すでに多くの検査を実施されている方にとって，本書がその一助となることを願ってやまない．

謝辞：今回の出版にあたり，終始適切な助言を賜り，また丁寧に指導して下さった，JA北海道厚生連札幌厚生病院病理診断科医長　市原真先生には，この場をお借りして深く御礼申し上げます．

2018年10月 吉日

TSD³ 東海スクリーニング大腸CT研究会 副代表
平野　昌弘

索引 index

和文索引

あ
アーチファクト……………………………… 16, 75
アーチファクト低減効果………………………… 52
アメーバ性大腸炎症例………………………… 117
アントラキノン誘導体…………………………… 30
亜有茎性病変…………………………… 89, 90, 91
　― 0-Ⅰ型…………………………………… 141
悪性リンパ腫，症例…………………………… 114
悪玉菌……………………………………… 34, 134
泡消し剤…………………………………………… 38

い
位置の同期，画像解析…………………………… 71
異型……………………………………………… 152
異常所見………………………………………… 50
一次スクリーニング…………………………… 154
一次チェック………………………… 68, 69, 154
一次レポート…………………………………… 76

え
エニマ CO2……………………………………… 44
エニマクリン……………………………… 19, 20
炎症性ポリープ……………………………… 136
炎症性腸疾患………………………………… 155
塩化マグネシウム……………………………… 29
塩類下剤……………………… 2, 29, 30, 35
遠隔解析……………………………………… 158
遠隔転移…………………………………… 80, 145
鉛管像，潰瘍性大腸炎………………………… 111

お
おかゆさん……………………………………… 19
横行結腸……………… 126, 127, 128, 129, 131, 139
横行結腸，症例… 92, 96, 100, 104, 105, 112, 116, 121
横行結腸間膜………………………………… 128
大きさ，病変の………………………………… 82

か
カテーテル挿入………………………………… 45
カテーテルによる盲点症例…………………… 119
カプセル内視鏡検査……………………………… 2
カルチノイド，直腸…………………………… 115
ガス拡張………………………………………… 44
ガスコン錠……………………………………… 38
ガストログラフィン…………………… 4, 7, 9
ガストログラフィン，副作用…………………… 8
ガスモチン錠…………………………………… 41
下行結腸…………………… 126, 127, 129, 139
下行結腸，症例………………………… 101, 120
下腸間膜動脈………………………………… 132
下部直腸…………………… 119, 129, 139
可動性，ポリープの…………………………… 81

可動性，症例………………………………… 89, 92
仮想内視鏡……………………………………… 68
仮想内視鏡像…………………………………… 10
仮想展開画像…………………………… 10, 68
過形成ポリープ……………………………… 136
過誤腫………………………………………… 136
顆粒型 LST…………………………………… 143
顆粒均一型 LST……………………………… 143
画像解析………………………………………… 68
　― バウヒン弁の確認………………………… 72
　― リンク設定………………………………… 71
　― 位置の同期………………………………… 71
　― 肛門管の確認……………………………… 72
　― 腸管の確認………………………………… 70
　― 点の追加…………………………………… 71
画像再構成……………………………………… 52
回腸悪性リンパ腫，症例……………………… 114
回腸末端……………………………………… 114
回転速度………………………………………… 62
回盲弁………………………………………… 127
解剖
　― 肛門…………………………………… 130
　― 大腸…………………………………… 126
　― 直腸…………………………………… 130
解析者………………………………………… 156
潰瘍性大腸炎，症例………………… 110, 111
外肛門括約筋………………………………… 130
拡張……………………………………………… 68
拡張不良…………………… 47, 68, 121, 155
核異型………………………………………… 151
片側性変形，虚血性腸炎の…………………… 116
割面写真……………………………………… 148
肝転移………………………………………… 145
肝弯曲…………………………… 127, 128, 129
陥凹型腫瘍…………………………………… 100
浣腸……………………………………… 29, 31
感染性腸炎症例……………………………… 116
管腔の狭小化，潰瘍性大腸炎………………… 111
管状絨毛腺腫………………………… 136, 150
管状腺腫……………………………… 136, 150
管電圧…………………………………………… 59
緩下剤…………………………………… 29, 32
観察
　― air image での…………………………… 74
　― VE での…………………………………… 72
　― VE+MPR での………………… 73, 74
　― VGP での………………………………… 71
　― 半月ひだの……………………………… 72
環周率，病変の……………………………… 140
癌化…………………………………… 135, 136

き
気泡…………………………………… 12, 38
記載法
　― 大腸癌取扱い規約……………… 138, 139
　― 病巣の数………………………………… 140

― 病変の大きさ ･････････････････････ **140**
― 病変の数 ･････････････････････････ **140**
― 病変の環周率 ･･････････････････････ **140**
記載内容，レポートの ･･････････････････ **76**
器質性便秘･･･････････････････････････････ 31
機能性便秘･･･････････････････････････････ 31
機械的下剤･･･････････････････････････････ 32
偽陥凹型 LST ････････････････････････ **143**
偽陽性･･･････････････････････････････････ 4
虚血性腸炎症例･････････････････････････ **116**
鋸歯状腺腫 ･･････････････････････ 136, **150**
魚眼レンズ様スコープビュー･････････････ 73
狭窄，虚血性腸炎･･･････････････････････ 116

く

クエン酸マグネシウム ････････････････････ 27
クレアチニン・クリアランス ･･････････ 39, **40**
クレンジング処理･･･････････････････････ **14**
クローン病症例･････････････････････････ **112**
グリセリン ･･･････････････････････････････ 29
グリセリン浣腸･･･････････････････････････ 31
区域性病変，クローン病････････････････ 112
区分
― 大腸の ･･･････････････････････ **126**, 139
― 腸壁の ･････････････････････････････ 139
― 直腸の ･･･････････････････････ 130, 139
― 直腸壁の ･･･････････････････････････ 140

け

下剤 ･･････････････････････････････ **29**, 32
痙攣性便秘･･･････････････････････････････ 31
憩室 ･･･････････････････････････････････ **108**
憩室多発 ･･･････････････････････････････ **108**
憩室多発部の 2 型腫瘍 ･････････････････ **109**
血管 ･･･････････････････････････････････ **132**
血管引き込み像 ･･････････････････････････ 79
血行転移 ･･･････････････････････････････ 80
結節混在型 LST ････････････････････････ **143**
結腸 ･････････････････････ 126, **127**, 139
結腸ひも ･･･････････････････････････････ **127**
結腸膨起 ･･･････････････････････････････ **127**
検査結果 ･････････････････････････････ 85
検査食 ･･･････････････････････ 3, 18, **20**
検査情報 ･････････････････････････････ 85
検査手順 ･････････････････････････････ 45
検出範囲 ･････････････････････････････ 50
検査方法 ･････････････････････････････ **45**
検査前準備 ･･･････････････････････････ 45
顕微鏡像 ･･･････････････････････････････ **149**

こ

コロンフォート ･･････ 5, 8, 35, 36, **42**
コロンフォート使用タギング法 ･････････････ **37**
ゴライテリー法 ･･･････････････････ **24**, 27
固形残渣 ･････････････････････････････ 13
固定標本写真 ･･･････････････････････････ **148**
午後検査法 ･････････････････････････ **35**, 40
午前検査法 ･････････････････････････････ **35**
肛門 ･････････････････････ 126, **130**, **131**
― 解剖 ･････････････････････････････ 130
肛門括約筋 ･･･････････････････････････ 130

肛門管･･･････････････････ 129, **139**, **140**
― 確認，画像解析 ･･･････････････････ **72**
肛門柱 ･･････････････････････････････ 129
後壁，腸壁の ･･････････････････････････ 139
高血圧 ･････････････････････････････ **41**
高速 kVp スイッチング方式 ･･･････････ **59**
高張液法 ･･････････････････････････ **26**
高齢者，前処置 ･･････････････････････ **31**
構造，大腸の ･･････････････････ **126**, **149**
構造異型 ･･･････････････････････ **151**, 152

さ

細胞異型 ･･････････････････････････ 152
撮影者 ･････････････････････････････ **154**
撮影条件 ･･･････････････････ **50**, **53**, **64**
撮影条件パラメータ ･･････････････････ **59**
参考診断レベル：DRLs2020 ･･･････ 54, 56
残液充満 ･･･････････････････････････ **121**
残渣付着 ･･･････････････････････････ **90**
残便 ･･･････････････････････････････ 3, 12

し

ジフェニルメタン系 ･････････････････････ 29
弛緩性便秘･･･････････････････････････ 31
刺激性下剤 ･･･････････････････ 29, **30**, 32
脂肪腫 ･････････････････････････････ **104**
視野角 ･････････････････････････････ **72**
自動計測 ･･･････････････････････････ **76**
自動露出機構 ･･････････････････････ **51**
敷石像，クローン病 ･････････････････ 112
実効スライス厚 ･･････････････････････ 62
腫瘍性病変 ･･････････････････ **149**, **150**
周囲低隆起症例 ･････････････････ **98**, **99**
集団蠕動運動 ･･････････････････････ 133
絨毛状腺腫 ･････････････････････ 136, **150**
縦走潰瘍，虚血性腸炎 ･･･････････････ 116
縦走潰瘍，クローン病 ･･･････････････ 112
術中所見 ･･･････････････････････････ 138
峻下剤 ･････････････････････････････ **29**
潤滑型下剤 ･････････････････････････ 29
小腸 ･･･････････････････････････････ 126
小腸刺激性下剤 ･･････････････････････ 29
消化管ポリポーシス ･･････････････････ **137**
症候性便秘･････････････････････････ 31
症例
― Ip ･･････････････････････ **92**, 137
― Is ･･････････････････････ **88**, 137
― Isp ･･･････････ **89**, **90**, **91**, **119**
― Ⅱa ･･････････････････････ **94**, **95**
― Ⅱa＋Ⅱc ･･････････････････ **96**, **97**
― 2 型腫瘍 ･････ **102**, **103**, **109**, **121**, **122**
― LST-G ･･････････････ **98**, **99**, **119**
― LST-NG ･･････････ **100**, **101**, **118**
― S 状結腸鼠径ヘルニア ･･･････････ **109**
― アメーバ性大腸炎 ････････････････ **117**
― カテーテルによる盲点 ･･････････ **119**
― クローン病 ･･･････････････････ **112**
― 悪性リンパ腫 ･･･････････････ **114**
― 回腸悪性リンパ腫 ･･････････････ **114**
― 潰瘍性大腸炎 ･･････････ **110**, **111**

— 感染性腸炎 …………………………116
— 虚血性腸炎 …………………………116
— 浸潤 ………………………………120
— 人工肛門 …………………………118
— 臓器浸潤 …………………………120
— 他臓器浸潤 ………………………120
— 多発大腸癌 ………………………122
— 大腸炎 …………110, 111, 116, 117
— 大腸癌 ……………………………122
— 虫垂粘液腫 ………………………113
— 腸炎 ………………………………116
— 腸管悪性リンパ腫 ………………114
— 腸管穿破 …………………………117
— 直腸カルチノイド ………………115
— 直腸静脈血怒張 …………………118
— 内視鏡不通過 ……………………121
— バルーンによる圧排 ……………119
— バルーンによる盲点 ……………119
— 脈管病変 …………………………118
上行結腸 ………………126, 127, 128, 139
— 症例 …91, 94, 95, 97, 99, 100, 102, 105, 106,
117
上腸間膜動脈 …………………………132
上部直腸 …………………………129, 139
— 症例 …………………………90, 101, 119
常習性便秘 ……………………………31
情報管理 ………………………………84
浸潤，症例 ……………………………120
浸潤性下剤 ……………………………30
浸透圧 …………………………………24
浸透圧性下剤 ……………………29, 134
進行癌 …………………………………78
進行度分類 …………………………145, 146
深達度 ………………………………143, 145
深達度診断 ……………………………78
人工肛門，症例 ………………………118
腎障害 …………………………………39

す

スイッチング方式 ……………………59
スコープビュー …………………72, 75
スコープビュー，魚眼レンズ様 ……73
ステージ分類 ………………………145, 146
スライス厚 …………………………61, 62
水分摂取不足 …………………………17
水分の吸収，大腸 ……………………133
水溶性ヨード造影剤 …………………10
水様便 …………………………3, 4, 10
推算糸球体濾過量 ……………………39
膵臓腫瘍 ………………………………120

せ

生検組織診断分類 ……………………147
正常構造，病理画像の ………………148
整腸剤 …………………………………34
染色 ……………………………………152
腺癌 ……………………………………150
腺腫 …………………………135, 136, 149
— 管状絨毛腺腫 ……………………136
— 管状絨毛腺腫 ……………………136

— 管状腺腫 …………………………136
— 鋸歯状腺腫 ………………136, 150
— 絨毛状腺腫 ………………………136
腺腫内癌 …………………89, 93, 136
線維化 …………………………………151
線量 …………………………………53, 65
線量評価 WEB システム：WAZA-ARIv2 …… 53
線量評価ソフト ………………………53
前処置 …………………………………2, 34
— 下剤 ………………………………24
— 腎障害のある受診者の …………39
— タギング法の ……………………36
— 注意点 ……………………………13
— ノンタギング法の ………………37
— 不良 ………………………………13
— ポイント …………………………31
善玉菌 …………………………………34, 134
蠕動運動 ………………………………133

そ

組織学的所見 …………………………144
組織診断分類 …………………………147
粗大病変 ………………………………68
鼠径ヘルニア，症例 …………………109
送気 ……………………………………155
側面変形 ………………………………78
臓器浸潤，症例 ………………………120
臓側腹膜 ………………………………128

た

タギング不良 ……………………15, 16, 17
タギング法 ………………4, 5, 8, 9, 15
— CTC の ……………………………40
— コロンフォート使用 ……………37
— 実際 ………………………………35
— 前処置 ……………………………36
タギング有効例，症例 ………………92
ダブルチェック ………………………157
他臓器浸潤，症例 ……………………120
多断面再構成像 → MPR を参照
多発アフタ，クローン病 ……………112
多発憩室 ………………………………155
多発大腸癌，症例 ……………………122
多発びらん，虚血性腸炎 ……………116
体位変換 ………………………………81
大建中湯 ………………………………29
大黄 ……………………………………30
大腸 ……………………………………126
— 解剖 ………………………………126
— 可動性 ……………………………130
— 区分 …………………………126, 139
— 構造 …………………………126, 149
— 部位 ………………………………130
— 役割 ………………………………133
大腸 CT 検査 …………………………2
大腸炎，症例 …………………………117
大腸解析 ……………………………68, 78
大腸解析管理用 Excel シート ………157
大腸癌
— 症例 ………………………………122

── 発生部位	132
大腸癌取扱い規約	138
大腸憩室症	108, 121
大腸刺激性下剤	29
大腸生検組織診断分類	147
大腸精密検査	2
大腸切除標本	148
大腸内視鏡	40
大腸内視鏡検査	2
大腸内視鏡像	131
大腸ポリープ	135, 136
── 分類	135
炭酸ガス送気	45
炭酸ガス注入	44, 118
炭酸ガス排出	155

ち

逐次近似再構成法	52, 56
逐次近似応用再構成法	52, 54
虫垂	126, 139
虫垂炎	117
虫垂粘液腫，症例	113
注腸 X 線検査	2
── 被ばく線量	65
腸炎，症例	116
腸管悪性リンパ腫症例	114
腸管拡張	44
腸管拡張不良	155
腸管子宮内膜症	107
腸管洗浄剤	25
腸管穿破症例	117
腸管嚢胞様気腫症	106
腸管の確認，画像解析	70
腸管の短縮，潰瘍性大腸炎	111
腸内細菌	134
腸内フローラ	134
腸粘膜の浮腫，虚血性腸炎	116
腸壁の区分	139
直腸	126, 128, 129, 130, 131, 139
── 解剖	130
── 区分	130, 139
── 症例	115, 118
直腸 S 状部	129, 139
── 症例	89, 103
直腸カルチノイド，症例	115
直腸静脈血怒張，症例	118
直腸診	45
直腸性便秘	31
直腸壁の区分	140
鎮痙剤	45, 48

つ

追加撮影	46, 68

て

デキストリン	19, 21
デジタル・クレンジング → digital cleansing を参照	
デュアルソース方式	59
デュークス分類	146
データベース	84

低残渣食	19, 20
低線量化	50
低被ばく	51, 52
滴数投与，ラキソベロンの	32
点の追加，画像解析	71

と

等張液	38
等張液法	24
糖尿病	41
読影	68
読影医	159
読影支援ツール	157
読影障害，気泡による	38
読影所見	84
読影トレーニング	157
読影補助	154

な

内肛門括約筋	130
内視鏡診断結果	84
内視鏡不通過，症例	121
難消化性デキストリン	19, 21

に

二層化，バリウムの	8, 16, 134
日本放射線技術学会 GALACTIC 推奨	54, 61
肉眼型分類	140
── 0 型の亜分類	141
── 基本分類	140
── 表在型の亜分類	141
肉眼像	148

ね

粘滑性下剤	30
粘膜切除標本	149

の

ノイズ低減効果	52
ノンタギング法	4
── 具体例	37
── 実際	35
── 前処置	37

は

ハウストラ	127, 149
ハウストラの消失，潰瘍性大腸炎	111
パス作成	69
パラメータ，撮影条件の	59
バウヒン弁	127
バウヒン弁との識別，症例	97
バウヒン弁の確認，画像解析	72
バリウム	4, 5, 6, 10, 35
── 二層化	8, 16, 134
バルーン	118
バルーンによる圧排，症例	119
バルーンによる盲点，症例	119
背臥位撮影	46
排泄物の貯蔵，大腸	133
半月ひだ，観察	72
半用量等張液法	26

判定方法，読影の………………………………… 76

ひ

ピッチファクタ…………………………………… 62
ピオフェルミン…………………………………… 34
ひきつれ症例…………………………… 91，95，96
非顆粒型 LST …………………………………143
非刺激性下剤…………………………………… 32
非連続性病変，クローン病…………………112
被ばく線量……………………………………… 65
被ばく線量評価 WEB システム：WAZA-ARIv2 … 53
脾弯曲…………………………………127，128，129
左結腸曲………………………………… 127，128
表在型の亜分類，肉眼型分類………………141
表在型の形態…………………………………142
表面型，0-Ⅱ型………………………………141
表面陥凹型，0-Ⅱ型…………………………141
表面平坦型，0-Ⅱ型…………………………141
表面隆起型，0-Ⅱ型…………………………141
標識残渣付着例………………………………… 90
病変の大きさ…………………………………… 82
病理画像………………………………………148
病理所見………………………………………139
病理診断結果…………………………………… 84
平皿状 2 型腫瘍………………………………103

ふ

ファントム画像………………………………… 55，63
フィルター補正逆投影法……………………… 52
フリップ………………………………………… 70
プロト CO2L …………………………………… 44
ブスコパン……………………………………… 45，48
ブチルスコポラミン臭化物…………………… 45
ブラウン変法…………………………… 2，26，27
不整形潰瘍，クローン病……………………112
腹臥位撮影……………………………………… 46
腹膜……………………………………………128
腹膜垂…………………………………………128
腹膜転移………………………………………145

へ

ヘマトキシリン・エオジン染色……………152
平坦隆起型 LST ………………………………143
併用下剤……………………………… 3，28，29，32
壁外浸潤………………………………………… 79
壁深達度……………………………………143，145
便標識…………………………………………… 4
便秘……………………………………………… 31，35

ほ

ホルマリン浸漬………………………………148
ポリエチレングリコール溶液………………… 25
ポリポーシス…………………………………137
ポリープ……………………………… 81，135，137
　── 炎症性ポリープ………………………136
　── 過形成ポリープ………………………136
　── 過誤腫…………………………………136
　── 発生場所………………………………135
ポリープ径……………………………………… 76
ボリュームデータ……………………………… 68
膨張性下剤……………………………………… 29，30

ま

マグコロール P………………… 25，26，27，35，38
マルチスライス CT …………………………… 53，56

み

右結腸曲………………………………… 127，128
脈管浸潤………………………………………… 79
脈管病変………………………………………118

む

無茎性，0-Ⅰ型………………………………141
無茎性病変……………………………………… 88

も

モーションアーチファクト…………………… 62
盲腸………………………………………126，139
盲腸，症例… 90，94，97，98，103，113，114，116，117
盲点……………………………………………119

や

薬剤性便秘……………………………………… 31

ゆ

有茎性，0-Ⅰ型………………………………141
有茎性病変……………………………………… 92，93
有茎性ポリープ………………………………… 81

よ

ヨード過敏症…………………………………… 9
ヨード造影剤…………………………………… 7，8，10

ら

ラキソベロン…………………………………… 29，32

り

リンク設定，画像解析………………………… 71
リンパ管腫……………………………………105
リンパ節腫脹…………………………………… 79，80
リンパ節転移………………………………… 80，145
隆起型，0-Ⅰ型………………………………141
隆起性病変…………………………94，95，96，97
隆起表面………………………………………82*
硫酸バリウム → バリウムを参照
臨床所見………………………………………138

れ

レポート………………………………………… 76

ろ

瘻孔……………………………………………108

わ

ワークステーション………………………… 68，86

165

欧文・数字

A
APC 遺伝子 ……………………………………136
axial 画像 …………………………………… **69**
ACR : American College of Radiology ……… 50
AZE VirtualPlace …………………………… **86**
American College of Radiology : ACR ……… 50
adenoma ………………………………………135
adenoma-carcinoma sequence ……………135
air image ……………………………… 68, 69, 78
　─　での観察 ……………………………… **74**
appendix ……………………………… 126, 139
ascending colon ……………… 126, 127, **128**, 139

C
CT 値，タギング法に必要な ………………… 13
CT 被ばく線量評価 WEB システム：WAZA-ARIv2
　…………………………………………… 53
C-RADS : CT Colonography Reporting and Data
　System ……………………………… 76, **77**, 157
Ccr : creatinine clearance ……………… 39, **40**
CD : Crohn's disease ……………………… **112**
CT Colonography : CTC ……………………… 2
CT Colonography Reporting and Data System :
　C-RADS ……………………………… 76, **77**, 157
CT-AEC : CT-auto exposure control …… **51**, **64**
CT-auto exposure control : CT-AEC …… **51**, **64**
CTC : CT Colonography ……………………… 2
　─　ガイドライン ………………………… 50
　─　画像 ……………………………………**131**
　─　検査食 ………………………………… **18**
　─　専用バリウム ………………………… **5**
　─　前処置，泡消し剤の使用 …………… **38**
　─　タギング法 …………………………… **40**
　─　被ばく線量 …………………………… **65**
　─　ファントム …………………………… **53**
Crohn's disease : CD ……………………… **112**
carcinoma in adenoma ………………………136
cecum ………………………………… **126**, 139
clinical findings ………………………………138
colic flexure ………………………… 127, 128
colon …………………………………126, **127**, 139
creatinine clearance : Ccr ……………… 39, **40**

D
Dukes 分類 ……………………………………146
DRLs2020 : 参考診断レベル ……………… 54, 56
Dual Energy CT …………………………… **59**, **60**
descending colon ……………………126, 127, 139
desmoplastic reaction ………………………151
digital cleansing ………………………… 59, **75**

E
E-RADS : Extracolonic Reporting and Data
　System ……………………………… 76, **77**, 157
Extracolonic Reporting and Data System :
　E-RADS ……………………………… 76, **77**, 157
eGFR ………………………………………… 39

epiploic appendage …………………………**128**

F
FBP 法 : filter back projection 法 …………… 52
Full-IR …………………………………… **56**, **57**, **64**
fecal tagging ………………………………… 4, 134
filter back projection 法 : FBP 法 …………… 52

G
GALACTIC 推奨 …………………………… 54, 61
GEN2，炭酸ガス注入装置 ………………… 44
Group 分類 ……………………………………**147**

H
HE 染色 ………………………………………152
hybrid 再構成法（IR）…………………52, 54, 55, **64**
haustra …………………………………………**127**
homogeneous type, LST-G ………………… 99

I
IR 法 : iterative reconstruction 法 ……………… 52
iterative reconstruction 法 : IR 法 …………… 52

K
K-ras 遺伝子 …………………………………136
KSC-130，炭酸ガス送気装置 ……………… 44

L
LST : laterally spreading tumor ……………**143**
LST-G : laterally spreading tumor granular type
　143
LST-G，症例 …………………………… **98**, **99**, **119**
LST-G homogeneous type ………………99, **143**
LST-G nodular mixed type ………………99, **143**
LST-GH : laterally spreading tumor granular
　homogeneous type ………………99, **143**
LST-GM : laterally spreading tumor granular
　nodular mixed type ………………99, **143**
LST-NG : laterally spreading tumor non-granular
　type ………………………………………**143**
LST-NG，症例…………………**100**, **101**, **118**
LST-NGF : laterally spreading tumor non-
　granular flat elevated type ………………**143**
LST-NGPD : laterally spreading tumor non-
　granular pseudo-depressive type ………**143**
large intestine………………………………**126**
laterally spreading tumor : LST …………**143**
laterally spreading tumor granular homogeneous
　type : LST-GH ………………………99, **143**
laterally spreading tumor granular nodular mixed
　type : LST-GM ………………………99, **143**
laterally spreading tumor granular type : LST-G
　143
laterally spreading tumor granular type, 症例 **98**,
　99, **119**
laterally spreading tumor non-granular flat
　elevated type : LST-NGF ………………**143**
laterally spreading tumor non-granular pseudo-
　depressive type : LST-NGPD …………**143**
laterally spreading tumor non-granular type :
　LST-NG ……………………………………**143**
laterally spreading tumor non-granular type, 症

例 ·· 100, 101, 118
left colic flexure ································· 127, 128

M
MPR : multiplanar reconstruction ········ 68, 73
Magnesium Citrate ································· 27
multiplanar reconstruction : MPR ········ 68, 73

N
nodular mixed type, LST-G ······················· 99

O
Osm : osmolarity ································· 24

P
p53 遺伝子 ··· 136
PEG 溶液 ··· 25
PCI ··· 106
Patient-size AEC ··································· 51
pathological findings ····························· 139
pedunculated type, 0-Ⅰ型 ······················· 141
protruded type, 0-Ⅰ型 ··························· 141

R
Rotate/Rotate 方式 ······························· 59
RS : rectosigmoid ··························· 129, 139
Ra : rectum above the peritoneal reflection
··· 129, 139
Rb : rectum below the peritoneal reflection
··· 129, 139
rectosigmoid : RS ··························· 129, 139
rectum ·································· 126, 129, 139
rectum above the peritoneal reflection : Ra
··· 129, 139
rectum below the peritoneal reflection : Rb
··· 129, 139
right colic flexure ····························· 127, 128

S
S 状結腸 ································ 126, 129, 139
S 状結腸, 症例 88, 91, 92, 93, 95, 96, 98, 99, 102, 107, 108, 109
S 状結腸・下行結腸移行部 ························· 68
S 状結腸曲 ··· 129
S 状結腸鼠径ヘルニア症例 ························· 109
S 状結腸膀胱瘻 ··································· 108
Stage 分類 ··································· 145, 146
SYNAPSE VINCENT ································· 86
semipedunculated type, 0-Ⅰ型 ················· 141
sessile type, 0-Ⅰ型 ····························· 141
sigmoid colon ······························· 126, 139
sigmoid flexure ··································· 129
skip lesion, クローン病 ··························· 112
small intestine ··································· 126
superficial depressed type, 0-Ⅱ型 ············· 141
superficial elevated type, 0-Ⅱ型 ··············· 141
superficial flat type, 0-Ⅱ型 ··················· 141
superficial type, 0-Ⅱ型 ························· 141
surgical findings ································· 138

T
taenia coil ··· 127

tagging ··· 4
transverse colon ··············· 126, 127, 128, 139

U
UC : ulcerative colitis ························· 110, 111
ulcerative colitis : UC ························· 110, 111

V
VE : virtual endoscopy ············· 10, 68, 71, 72
  ― での観察 ····································· 72
VE+MPR ······································· 68, 75
  ― での観察 ································· 73, 74
VGP : virtual gross pathology ······ 10, 68, 71, 75
  ― での観察 ····································· 71
vermiform appendix ························· 126, 139
virtual endoscopy : VE ············· 10, 68, 71, 72
  ― での観察 ····································· 72
virtual gross pathology : VGP ····· 10, 68, 71, 75
  ― での観察 ····································· 71

W
WAZA-ARⅣv2 : CT 被ばく線量評価 WEB システム
··· 53

X
XY AEC ··· 51
XYZ(3D) AEC ····································· 51
X 線管回転時間 ··································· 62

Z
Z-axis AEC ··· 51
Ziostation2 ································· 68, 74, 86

数字
0-Ⅰ型 ··· 141
0-Ⅰp ··· 141
0-Ⅰs ··· 141
0-Ⅰsp ··· 141
0-Ⅱ型 ··· 141
0-Ⅱa ··· 141
0-Ⅱb ··· 141
0-Ⅱc ··· 141
0 型の亜分類, 肉眼型分類 ························· 141
0 型の形態 ··· 142
1 型腫瘍 ··· 101
1 管球高速 kVp スイッチング方式 ················· 59
Ⅰp, 症例 ····································· 92, 137
Ⅰp ポリープ ································· 81, 83
Ⅰs, 症例 ····································· 88, 137
Ⅰsp, 症例 ························· 89, 90, 91, 119
2 回転方式 ··· 59
2 型腫瘍, 症例 ············· 102, 103, 109, 121, 122
2 型進行癌 ··· 79
2 管球方式 ··· 59
2 層式検出器方式 ································· 59
Ⅱa, 症例 ····································· 94, 95
Ⅱa+Ⅱc, 症例 ································· 96, 97

【執筆者一覧】（執筆順）

第1章：前処置	國枝栄二	
第2章：腸管拡張〜検査の流れ	黒木誠司	岡崎市医師会 公衆衛生センター はるさき健診センター
第3章：撮影条件	赤井亮太	刈谷豊田総合病院 放射線技術科
第4章：大腸解析	村田浩毅	医療法人尚豊会 みたき総合病院 放射線室
第5章：症例集	末松誠司	医療法人山下病院 放射線科／TSD³代表世話人
第6章：大腸の基礎	平野昌弘	聖隷健康診断センター 放射線課／TSD³副代表
第7章：読影補助の実際	本多健太	刈谷豊田総合病院 放射線技術科
イラストレーション	森本（南谷）恵里佳	医療法人尚豊会 みたき総合病院 放射線室

イチから学ぶ！
大腸CT検査〜実務・症例・基礎知識〜　〔増補版〕

2018年1月20日　第1版第1刷©　〈ベクトル・コア社発行〉
2025年2月20日　増補版第1刷©　〈検印省略〉

編　著　東海スクリーニング
　　　　大腸CT研究会
発行者　中田　雅章
発　行　株式会社メディフレックス
〒174-0061
東京都板橋区大原町13-12-419
TEL：03-5918-6515
FAX：03-5918-6248
URL：http://www.mediflex.co.jp
e-mail：info@mediflex.co.jp
印刷所　三報社印刷株式会社

本書籍は本邦の著作権法で保護されています．本書を無断で複製する行為（コピー，スキャン，デジタルデータ化など）は，著作権法の「著作権の制限」に該当しない例外的な事例を除き禁じられています．企業，病院，大学などで業務上（研究，診療，情報提供などを含む）使用する目的で複製することは，その使用範囲が内部的であっても「著作権の制限」に該当しません．複製を含む翻訳，電子化など本書の二次的利用に関する著作権の管理は，株式会社メディフレックスに委託されています．本書の内容を二次的に利用する場合はその都度，事前に弊社の許諾を得てください．

©東海スクリーニング大腸CT研究会（Tokai Screening Daichou CT Kenkyuukai）2025
ISBN978-4-907909-19-2